Dr. med. Eberhard Wormer

Die Heilkraft
des Salzes

Kochsalz als natürliche Medizin für Körper, Haut und Atmung

Salz bei Bluthochdruck, Kropfbildung, Verdauung und als Kosmetik

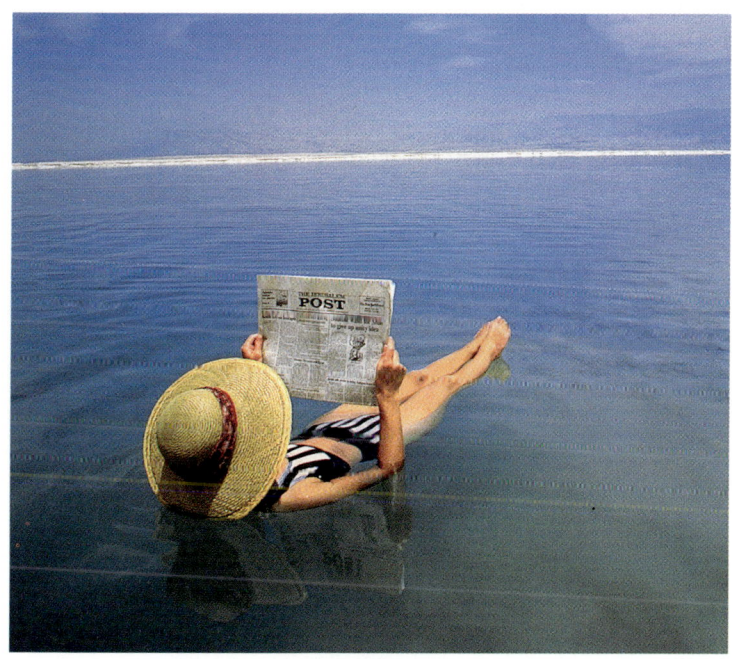

Südwest

Inhalt

Vorwort 4

Salz als Heilmittel 4

Salz des Lebens 6

Element Salz 6

Ursprung des Salzes 7

Meersalz 7

Salz aus dem Toten Meer 8

Steinsalz 8

Siede- und Salinensalz 9

Jodsalz 9

Jod-Fluor-Salz 9

Diätsalz 10

Gewürzsalz 10

Elixier Salz 10

Natriumchlorid 11

Salz im Körper 11

Salzmangel 12

Salz im Überfluß 14

Salz als Gift 15

Selbsttötung mit Salz 15

Hunger nach Salz 17

Vererbter Instinkt 17

Die Salzapotheke 18

Salz in der Medizin 18

Salzmedizin der Ägypter 19

Salzmedizin der Griechen 19

Salzmedizin der Römer 20

Die Viersäftelehre des Galen von Pergamon 20

Salzmedizin des Mittelalters 21

Salzmedizin der Neuzeit 21

Salzmedizin des Volkes 22

Salzinfusion – die klinische Lösung 24

Salz – Notlösung bei Durchfall 25

Salz in der Nahrung 27

Die Menge macht's 27

Das tägliche Salz 28

Verstecktes Salz 29

Verringertes Salz 31

Tips für die salzarme Küche 33

Natriumarme Kost 35

Salz und Bluthochdruck 37

Die Rolle der Gene 38

Bluthochdruck erkennen 39

Bluthochdruck behandeln 40

Antihypertensiva und Kochsalz 41

Jodsalz – Kampf gegen Jodmangel 43

Lebenswichtiges Jod 43

Jodmangel	43
Jodprophylaxe	44
Kropf – Volkskrankheit Nummer zwei	45
Jod in der Ernährung	48
Jodiertes Kochsalz	49
Jodmangel bei Schwangeren und Stillenden	51

Mineral- und Heilwässer   52

Mineralsalze zum Trinken	52
Mineralwasser	53
Heilwasser	54
Quellwasser	55
Tafelwasser	55
Salze in Mineral- und Heilwässern	56
Mineralwasser für Genießer	58
Mineralwasser für Säuglinge	58
Mineralwasser für Sportler	59
Mineralwasser für Hypertoniker	61
Auf die richtige Anwendung kommt es an	64
Natriumchlorid-Heilwasser	65
Natriumchlorid-Heilwasser-Trinkkur	65

Salzkosmetik   67

Salz für die Haut- und Körperpflege	67
Gesunde Zähne mit Meersalz	67
Quellsole pflegt die Haut	69
Heilkräfte des Toten Meeres	70

Hautpflege mit Salz	71
Heilbehandlung mit Salz	73
Wie man die Badekur anwendet	74
Was gut ist, darf nicht übertrieben werden	75

Salz und Wasser   76

Solekuren	76
Im Salzbad kurieren	77
Das Bad im Meer – Thalassotherapie	79
Was ist ein Seebad, was ein Heilbad?	79
Kalte und warme Seebäder	79
Trinkkuren und Meerwasser	80
Die Kur im Solebad – Balneotherapie	82
Salz auf der Haut	82
Salz liegt in der Luft	83
Gradierbauten	84
Salz im Bauch	84
Solekur bei Rheuma	85
Solekur für die Frau	86
Die Solekur zu Hause	88

Mineralsalze des Lebens   89

Biochemisches Heilsystem	89
Schüßler-Salze	89
Gesundheit im Gleichgewicht	90
Heilende Mineralsalze	91
Hinweise, Impressum	95
Register	96

Vorwort

Weißes Gold, Essenz des Lebens, fünftes Element, Quintessenz – ein Stoff mit vielen Namen: Salz. Salz ist allgegenwärtig – in uns und um uns. Salz findet man im Blut und in den Weltmeeren.

Es ist das älteste bekannte Würzmittel für Speisen aller Art – ja, Salz macht das Essen erst zum Genuß.

Das weiße Gold war Anlaß für Kriege. Salzmonopole versprachen Macht und Einfluß – Salz war sogar Zahlungsmittel.

Salz ist von Geheimnissen umgeben. So ist es das fünfte Wesenselement der Alchimie – das Salz der Weisen.

Salz ist ein so selbstverständlicher Teil der menschlichen Existenz, daß er vielfach unserer Aufmerksamkeit entgeht. Denn Salz ist an grundlegenden Prozessen des menschlichen Körpers beteiligt: Ein Leben ist ohne Salz unmöglich.

Salz als Heilmittel

Salz kann aber auch ein wirksames Heilmittel gegen viele Krankheiten sein. In Verbindung mit dem Element Wasser entfaltet Salz zahlreiche heilende Wirkungen: Vor allem für die Haut ist Salz vielfach eine Wohltat, weshalb die Körperpflege mit salzhaltigen Mitteln heute wieder an Bedeutung gewinnt. Salz hilft auch, sich vor Krankheiten wie jodmangelbedingten Schilddrüsenerkrankungen zu schützen.

Salz ist ein Sammelbegriff für chemisch unterschiedlich zusammengesetzte Stoffe. Der Schwerpunkt dieses Buches liegt auf dem Salz, dessen Geschmack jeder kennt: Kochsalz oder Natriumchlorid. Berührungspunkte mit anderen Salzen werden jedoch nicht vermieden.

In diesem Buch wird erklärt, was Salz eigentlich ist, wie es im menschlichen Körper wirkt, wie es als Heilmittel eingesetzt werden kann und welche Bedeutung es für eine gesunde Ernährung hat. Außerdem möchte das Buch Ihnen ein paar der geheimen Kräfte und Wirkungen des Salzes enthüllen.

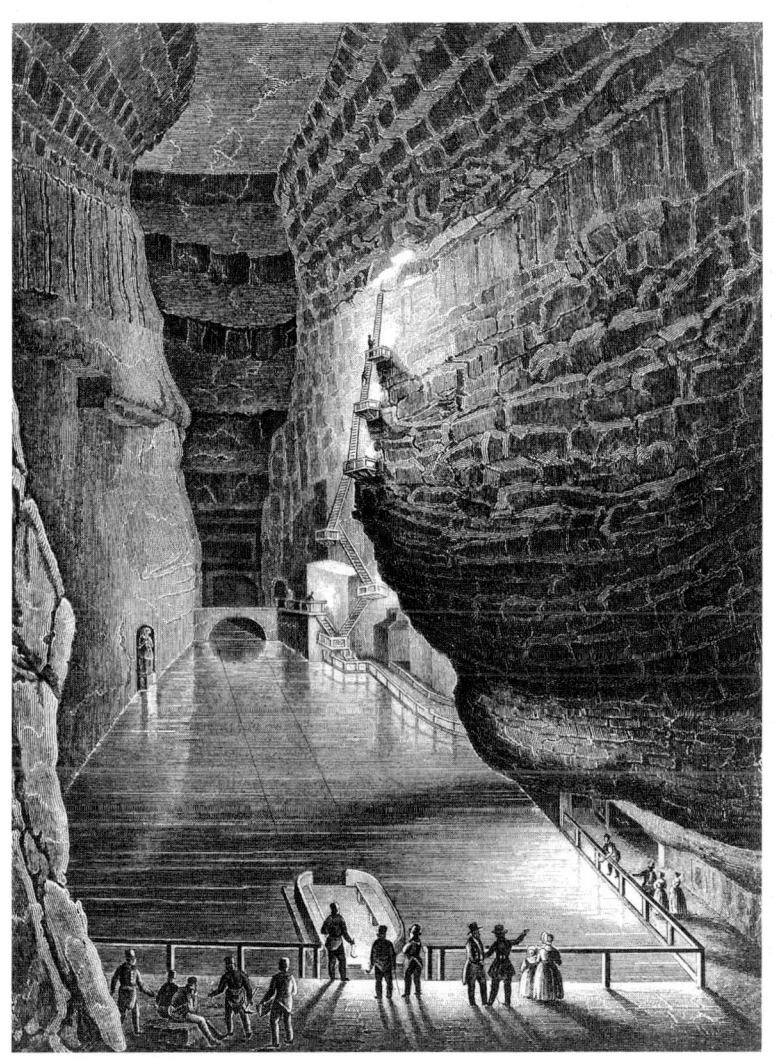

Salzbergwerke sind die Schatzkammern des weißen Goldes. Durch Salzabbau tief in den Bergen entstanden Gänge, Höhlen, ja richtige Städte und Kathedralen – geheimnisumwittert wie die Alchimie. Der Stahlstich (um 1850) von B. Metzgeroth zeigt die Kammer Przykos im polnischen Salzbergwerk Wieliczka.

Salz des Lebens

Kochsalz ist lebensnotwendig für den menschlichen Körper. Er benötigt pro Tag etwa 2 bis 3 Gramm Kochsalz.

- Salz ist an sehr vielen lebenswichtigen Vorgängen in unserem Körper beteiligt.
- Salz entfaltet unterschiedliche Wirkungen an verschiedenen Organsystemen; Stoffwechselvorgänge im Verdauungstrakt, im Blut und in den Nieren werden angeregt.
- Salz ermöglicht die elektrische Erregung der Nerven beziehungsweise ist Voraussetzung für Muskelaktivität.
- Salz steht mit den Phänomenen Durst und Schwitzen in Verbindung.

Element Salz

Salze gibt es von verschiedenen Elementen, von Natrium, Kalium, Calcium oder Magnesium. Kochsalz bezeichnet das Natriumchlorid, abgekürzt NaCl. Kristallines Kochsalz enthält pro Gramm 0,4 Gramm Natrium und 0,6 Gramm Chlorid.

Was ist überhaupt »Salz«?

Wenn wir von Salz sprechen, meinen wir in der Regel Kochsalz oder Natriumchlorid – chemisch abgekürzt: NaCl. Die Chemie versteht unter Salz jedoch eine ganze Gruppe von unterschiedlichen Substanzen. In Pflanzen und Tieren – also auch in unserer täglichen Nahrung – sind viele Salze enthalten, die für das Funktionieren des menschlichen Körpers von großer Bedeutung sind: Natrium-, Kalium-, Kalzium- oder Magnesiumsalze.

In fester Form liegt Kochsalz als Kristall vor. Wird es in Wasser gelöst, so entstehen zwei geladene Bestandteile (Ionen): das Natrium-Ion (Na^+) und das Chlorid-Ion (Cl^-). Haupteigenschaften von Kochsalz sind die Fähigkeit, Wasser zu binden (1 Gramm Kochsalz kann im Körper 100 Gramm Wasser binden), und der charakteristische salzige Geschmack.

Ursprung des Salzes

Wo kommt Salz her? Salz stammt vor allem aus den Meeren, aus oberirdischen Salzseen und Steinsalzvorkommen, die durch die Verdunstung früherer Meere entstanden sind. Durch die riesigen Salzvorräte der Meere und der Salzlager ist die Salzversorgung der Menschheit gesichert.

Meersalz

Die Weltmeere enthalten insgesamt über 35 000 Tonnen Natriumchlorid – eine unvorstellbare Menge! Aus Meerwasser und Salzseewasser wird etwa ein Drittel des gesamten Weltbedarfs an Salz gewonnen.

Dazu leitet man salzhaltiges Wasser mit Hilfe von Kanälen in flache Becken, sogenannte Salzgärten. Durch die Sonneneinstrahlung verdampft das Wasser, und kristallines Salz bleibt zurück. Bei der Verdunstung des Wassers scheiden sich Kochsalz (NaCl) und die Nebensalze des Meerwassers getrennt aus. Neben anderen Salzen (Kalzium, Magnesium, Jodid u.a.) enthält Speisemeersalz 98,7 bis 99,5 % Natriumchlorid.

Salz kommt aus dem Meer – entweder direkt als Meersalz aus »Salzgärten« oder indirekt aus Salzbergwerken. Als vor Jahrmillionen ganze Meere verdunsteten, blieben die Mineralsalze übrig und lagerten sich als Sedimente ab. Sie können nun bergmännisch abgebaut werden.

Kationen	g/kg	Anionen	g/kg
Natrium	10,76	Chlorid	19,35
Magnesium	1,30	Sulfat	2,71
Kalzium	0,41	Carbonat	0,14
Kalium	0,40	Bromid	0,07
Strontium	0,01	Borsäure	0,03

(Salzgehalt gesamt: 35 g/kg)

Das Wasser im Toten Meer ist extrem salzig. Deswegen schwimmt alles viel besser. Sie können im Toten Meer nicht nur bequem Zeitung im Wasser lesen, sondern Sie tun auch Ihrer Haut etwas Gutes: Salz aus dem Toten Meer hilft bei chronisch-entzündlichen Hauterkrankungen.

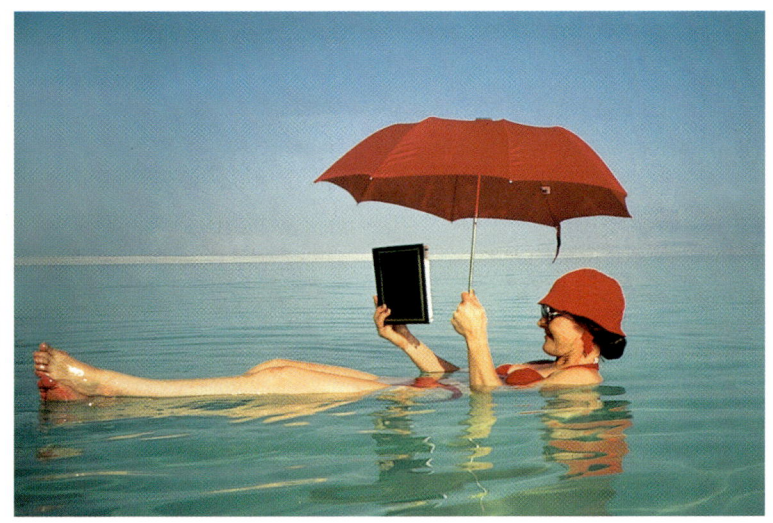

Salz aus dem Toten Meer

Ein vor allem für medizinische Zwecke wertvolles Meersalz ist das Salz aus dem Toten Meer. Das Tote Meer besitzt die größte Salzkonzentration aller Meere und enthält im Gegensatz zu normalem Meerwassersalz mehr Kalium- und Magnesiumsalze als Natrium- oder Kochsalze.
Insbesondere bei chronisch-entzündlichen Hauterkrankungen und zur Pflege empfindlicher Haut wird medizinisches Salz aus dem Toten Meer mit Erfolg eingesetzt.

Steinsalz

Steinsalzlagerstätten bildeten sich vor Millionen Jahren durch die Verdunstung früherer Ozeane. Im Lauf der Zeit wurden dann diese Salzablagerungen von anderen Erdschichten überdeckt. Der Steinsalzvorrat der Erde wird auf 1015 Tonnen geschätzt. Steinsalz wird mechanisch zerkleinert, gesiebt und zu Industrie- und Speisesalz weiterverarbeitet. Speisesteinsalz enthält 98,5 bis 99,5 % Natriumchlorid.

Siede- und Salinensalz

In Steinsalzlagern können durch unterirdische Quellen natürliche Salzquellen entstehen, deren salziges Wasser man als »Sole« bezeichnet. Sole läßt sich jedoch auch künstlich erzeugen, indem man Wasser in Salzlagerstätten pumpt. In Salinen und Siedehäusern wird dann in riesigen Pfannen die Sole erhitzt, wobei das Wasser verdampft und Salz zurückbleibt. Siede- und Salinensalz enthält 99,9 bis 99,98 % Natriumchlorid und wird in verschieden großer Körnung als Speisesalz in den Handel gebracht.

Jodsalz

Jodiertes Speisesalz ist Kochsalz, dem Natrium- oder Kaliumjodat zugeführt wurde. Jodiertes Speisesalz enthält 15 bis höchstens 25 Milligramm Jod pro Kilogramm Salz.

Jod-Fluor-Salz

Speisesalz, das fluoridiert und jodiert ist, kann als kombiniertes Jod-Fluor-Salz zum Schutz vor Kropf und Zahnfäule (Karies) prophylaktisch eingesetzt werden. Karies ist nach wie vor ein großes gesundheitliches Problem, das hohe Kosten für das Gesundheitswesen verursacht. Um Zahnfäule wirksam zu bekämpfen, sind drei Maßnahmen notwendig: regelmäßige Mundhygiene, Einschränkung des Zuckerkonsums und die Anwendung von Fluorid.

Neben Jod wird in Deutschland mit der täglichen Nahrung auch zuwenig Fluorid aufgenommen. Fehlendes Fluorid kann durch fluoridiertes Speisesalz ersetzt werden. Fluoridiertes Speisesalz (Jod-Fluor-Salz) enthält 250 Milligramm Fluor und 15 bis 20 Milligramm Jod pro Kilogramm Salz. Die Einnahme von Fluorid ersetzt jedoch nicht die gründliche tägliche Zahnpflege sowie eine bewußte Ernährung!

Fluor schützt vor Karies. Verwenden Sie fluoridiertes Speisesalz und Zahnpasta mit Fluor. Alle Fluorpräparate erhalten Sie bei Ihrem Apotheker, der Sie auch gerne weiter berät.

Diätsalz

Jodierter Kochsalzersatz, der oftmals bei diätetischen Lebensmitteln verwendet wird, enthält zugesetztes Kaliumjodat. Als Kochsalzersatz für Natriumempfindliche empfehlen sich Kalium-, Magnesium- oder Kalziumsalze. Bei Nierenschwäche sollten Sie Kaliumsalze jedoch nur nach ärztlicher Beratung einsetzen.

Gewürzsalz

Kräuter- und Gewürzsalze bestehen aus mindestens 40 % Kochsalz und mehreren Gewürzen oder Kräutern; deren Anteil muß über 15 % liegen. Diese Küchensalze sind so gemischt, daß kein Nachsalzen oder Nachwürzen notwendig ist. Beispiele sind Sellerie-, Knoblauch- oder Kräutersalz.

Elixier Salz

Alles Leben kommt aus dem Meer. Selbst der Mensch hat dieses maritime Milieu in seinen Adern eingeschlossen: Unser Blut ist eine Salzlösung, ebenso Tränen und Schweiß. Wasser und Salz sind daher für uns alle lebenswichtig.

Wozu brauchen wir Salz? Alle tierischen Lebewesen sind im Verlauf der Evolution aus den Meeren hervorgegangen. Die Lebensumgebung aus Salz und Wasser war die Voraussetzung, daß sich Leben entwickeln konnte. Die Vorfahren aller auf dem Land lebenden Tiere sind entwicklungsgeschichtlich gesehen Meerestiere und Amphibien. Auch der Mensch als Teil der Evolution lebt nicht mehr in Meerwasser. Er hat dieses maritime Milieu jedoch in seinem Inneren eingeschlossen: Das in den Adern pulsierende Blut ist im Prinzip eine Salzlösung. Und auch in Schweiß und Tränen ist Natriumchlorid enthalten.

Wasser und Salze sind demnach lebensnotwendige Bestandteile des menschlichen Körpers. Für das Verständnis der Körperfunktionen spielt Salz medizinisch eine große Rolle.

Natriumchlorid

Wenn Kochsalz in Wasser gelöst wird, entstehen die geladenen Ionen-Komponenten des Salzes: das positive Natrium-Ion (Na^+) oder Kation und das negative Chlorid-Ion (Cl^-) oder Anion. Beide Komponenten des Natriumchlorids sorgen für die Erhaltung des – entfernt mit dem Meer verwandten – salzigen, inneren Milieus in unserem Körper. Salz und Wasser aus der Nahrung verteilen sich im Organismus, werden verwertet und – so er sie nicht verbraucht – vom gesunden Menschen wieder ausgeschieden.

Salz im Körper

Ein 70 Kilogramm schwerer erwachsener Mann besteht zu 60 % aus Wasser und zu 40 % aus Feststoffen. Darin enthalten sind 5 %, also circa 3,5 Kilogramm Mineralstoffe, wovon wiederum etwa 100 Gramm Natrium und circa 80 Gramm Chlorid ausmachen. Ein Drittel des gesamten Natriumbestandes ist in der Knochensubstanz gebunden; zwei Drittel des Natriums sowie fast alles Chlorid befinden sich im Körperwasser oder im extrazellulären Milieu.

Ohne Natriumchlorid könnten im Körper des Menschen lebenswichtige Aufgaben nicht erfüllt werden:

- Die in den Körperflüssigkeiten vorliegenden elektrisch geladenen Salzteilchen (Natrium- und Chlorid-Ionen) sichern die Form unseres Körpers, indem sie die Spannung zwischen intra- und extrazellulärem Raum aufrechterhalten. Nur im konstanten Spannungsgleichgewicht von Salz und Wasser können wir ohne Schaden leben.
- Salz reguliert den Flüssigkeitsdruck (Osmose) im menschlichen Körper und schützt vor übermäßigen Wasserverlusten, zum Beispiel bei Durchfall oder Schwitzen. Natrium kann zusammen mit Chlorid Wasser binden und im Gewebe zurückhalten.

Woraus besteht der Mensch? Aus 60 % Wasser, 40 % Feststoffen, davon 5 % Mineralstoffen, davon 100 Gramm Natrium und 80 Gramm Chlorid. Rund 35 Gramm des Natriums sind bereits in den Knochen gebunden; der Rest befindet sich in den Körperflüssigkeiten.

- Nervenimpulse und daraus entstehende Muskelaktivität können nur mit Hilfe von Salz stattfinden.
- Die Stoffwechselregulation im Verdauungssystem und in den Nieren, die den Salz-Wasser-Haushalt regeln, funktioniert ohne Natriumchlorid nicht richtig. Natrium und Chlorid sind auch in allen Verdauungssäften enthalten.
- Natrium ist ein wichtiger mineralischer Baustein der Knochen.
- Schweiß enthält Kochsalz: Je mehr und je heftiger wir schwitzen, desto höher ist die Salzkonzentration im Schweiß.

Ein gesunder Mensch kann etwa 1,5 bis 30 Gramm Salz pro Tag zu sich nehmen, ohne daß es zu Gefahren für den Organismus kommt. Denn der menschliche Körper verfügt über wirksame Instrumente zur Regulierung des Salzgleichgewichtes. Man geht heute davon aus, daß eine Natriumzufuhr von 2 bis 3 Gramm pro Tag – entsprechend 5 bis 7,5 Gramm Kochsalz – zur gesunden Ernährung ausreicht.

Salzmangel

Durch Schweiß und Durchfall gehen viel Wasser und Salz verloren. Trinken Sie viel Mineralwasser, um diese Verluste auszugleichen.

Wann fehlt dem Körper Salz? Jeder Arzt erkennt heute die Symptome, die bei einem stark gestörten Gleichgewicht der Salze auftreten. An Salzmangel Leidende sind schläfrig, und ihr Bewußtsein verdüstert sich allmählich, wenn man keine Abhilfe schafft. Es kann sogar zum Koma mit Bewußtlosigkeit kommen, da die Blutzirkulation im zentralen Nervensystem vermindert ist. Folgen davon sind ein niedriger Blutdruck, ein schwacher Puls sowie eine mangelhafte Urinproduktion, die bis zum tödlichen Nierenversagen führen kann.

Ein Salzmangel ist unter normalen Lebensbedingungen jedoch kaum möglich. Er kann allerdings durch isolierten Natriummangel oder durch einen kombinierten Natrium-Wasser-Mangel entstehen.

Wie entsteht Natriummangel?

- Primärer Natriummangel: durch Natriumverluste aufgrund einer Nierenfehlfunktion (Nierenentzündung, -mißbildung, -insuffizienz) oder einer kritiklosen Anwendung von Entwässerungsmitteln (Saluretika); durch Erbrechen, starken Durchfall, heftiges Schwitzen sowie durch hohe Zucker-, Fett- und Eiweißwerte im Blut; durch Nebennierenerkrankungen mit Störung einer besonderen Hormongruppe (Angiotensin-Aldosteron-Renin-System), die die Salzaufnahme aus dem Harn steuert

- Behandlung: eine 3%ige Kochsalzinfusion über mehrere Tage hinweg

- Kombinierter Wasser- und Natriummangel: bei großen Blutverlusten, Verbrennungen, Verletzungen und Quetschungen (Blutplasmaverluste), starkem Schwitzen, chronischem Erbrechen, Durchfall, Nierenversagen, diabetischem Koma, chronischer Nebenniereninsuffizienz und zu hoher Dosierung von Entwässerungsmitteln

- Behandlung: Infusionen mit Plasma oder Substanzen, die Wasserverluste verhindern (Kolloid-Substanzen)

In schweren Fällen von Salzmangel kommt es zu Schwindel, Muskelkrämpfen, Apathie und allgemeiner Abgeschlagenheit – auch Kollaps- und Schockzustände treten gelegentlich auf. Normalerweise sorgt jedoch die Niere dafür, daß der Körper nicht unnötig viel Wasser ausscheidet. Funktionieren allerdings die Nierenkanälchen bei Nierenerkrankungen nicht mehr richtig, kommt es zum Salzverlust. Um schwere Komplikationen zu vermeiden, werden Salz- und Wasserverluste durch Trinken oder in der Klinik durch Salzinfusionen ausgeglichen.

Wieviel Salz wird wann ausgeschieden?

- Ein bei großer Hitze schwer arbeitender Mensch scheidet bis zu 8 Liter Wasser mit circa 30 Gramm Salz pro Tag aus.
- Ein Kranker mit schweißtreibendem Fieber verliert circa 2 Liter Wasser mit 6 Gramm Salz.
- Ein Erwachsener produziert innerhalb von 24 Stunden etwa 5 Liter Verdauungssäfte, die 20 Gramm Natriumchlorid enthalten – bei Erbrechen geht davon ein Großteil verloren.
- Bei Durchfall verliert man mit 3 Liter wäßrigem Stuhl etwa 20 Gramm Kochsalz.

Salz im Überfluß

Wie schädlich ist zuviel Salz? Gegen einen Salzüberschuß kann sich der menschliche Körper nur schlecht wehren, da für die Ausscheidung von zuviel Kochsalz eine ausreichende Wasserzufuhr und reibungslos funktionierende Nieren vonnöten sind. Dennoch passen sich die Nieren in der Regel höheren Salzbelastungen gut an, wenn genügend Flüssigkeit zugeführt wird.

Warum hat ein Schiffbrüchiger keine Überlebenschance, wenn er Meerwasser trinkt?

Urin kann kaum mehr als 20 Gramm Salz pro Liter »verdauen«. Meerwasser enthält jedoch eine Salzkonzentration von bis zu 35 Gramm Salz pro Liter: Für jeden Liter Meerwasser, der aufgenommen wird, müßten deshalb 1 bis 2 Liter Süßwasser als Ausgleich getrunken werden. Hinzu kommt, daß dieses stark salzhaltige Wasser dem Körper Wasser entzieht. Wenn keine Rettung erfolgt, führt diese Situation innerhalb weniger Tage zum Tod.

Ein Salzüberfluß kann wie der Salzmangel auf einen primären Natriumüberschuß oder einen kombinierten Natrium- und Wasserüberschuß zurückgehen.

Wie entsteht Natriumüberschuß?

- Primärer Natriumüberschuß: durch hochdosierte Kortisonanwendungen, Schäden im zentralen Nervensystem (zum Beispiel im Durstzentrum), Nierenversagen, Nierentransplantation, eine zu große Salzzufuhr bei Zuckerkrankheit, zuviel Kochsalz über Infusion und Trinken von Meerwasser
  Behandlung:
  Infusion freien Wassers

- Kombinierter Natrium- und Wasserüberschuß: bei Herzschwäche, schwerer Nierenerkrankung, Leberzirrhose und erhöhter Durchlässigkeit der kleinsten Blutgefäße (Kapillaren) treten sogenannte Ödeme, Wasseransammlungen in Geweben, auf
  Behandlung:
  Salz aus der Nahrung verstärkt die Ödemneigung bei Salzüberfluß; deshalb den Salzkonsum stark beschränken

Salz als Gift

Es ist zwar schwierig, aber man kann sich tatsächlich mit Kochsalz vergiften.

Zuviel Chlorid im Blut wird als Hyperchlorämie bezeichnet. Dieser Zustand tritt meist zusammen mit außergewöhnlichen Gleichgewichtsstörungen im Salz- und Wasserhaushalt des Organismus auf.

Zuviel Natrium im Blut wird als Hypernatriämie bezeichnet. Da Natrium das Flüssigkeitsgleichgewicht im extrazellulären Raum (zwischen den Zellen) reguliert, führt übermäßig viel davon zu Verteilungsstörungen im Körper.

Ein gestrichener Teelöffel Salz enthält etwa 6 Gramm Natriumchlorid, was dem Kochsalzgehalt eines 5 Kilogramm schweren Kindes entspricht. Demnach kann zuviel Kochsalz gerade für Säuglinge sehr gefährlich sein. Wenn also statt Zucker aus Versehen Salz in das Fläschchen gerät und diese Verwechslung nicht erkannt wird, kann man sich gemeinsam mit dem Arzt über die schweren Symptome wundern.

Auch über Magermilch können erhebliche Mengen von Natrium und Chlorid in den Körper gelangen. Vor allem bei Säuglingen, die nur Magermilch erhalten, sind dann Salzvergiftungen nicht auszuschließen.

Gerade für Säuglinge kann zuviel Salz sehr schädlich sein. Der ganze Organismus eines 5 Kilogramm schweren Säuglings enthält gerade mal einen gestrichenen Teelöffel Salz. Achten Sie bitte darauf, dem Kind nicht zuviel Salz zu geben.

Selbsttötung mit Salz

Bei Erwachsenen reichen zwei Eßlöffel Salz aus, um Erbrechen auszulösen. Diese Methode ist heute jedoch nicht mehr zeitgemäß.

Die tödliche Dosis Kochsalz für einen Erwachsenen liegt bei etwa 200 Gramm. Werden größere Mengen Meerwasser getrunken, führt dies in der Regel zu Durchfällen, Austrocknung und Vergiftungserscheinungen. Die medizinische Literatur kennt tatsächlich Fälle, wo Menschen versuchten, sich durch Einnahme von Kochsalz umzubringen.

Zuviel Salz schädigt den Organismus. Gehen Sie deshalb sehr sparsam damit um, auch wenn uns die Natur wahre Berge von Salz liefert.

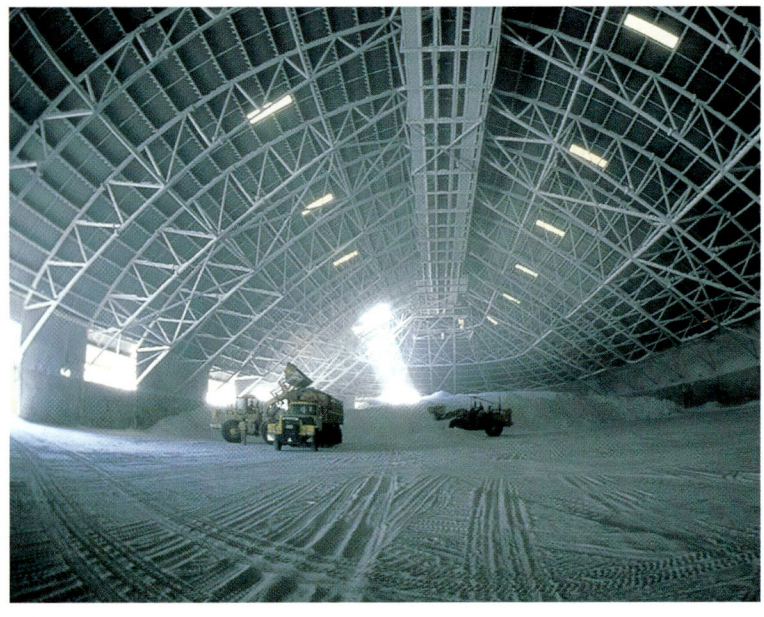

Bei der Aufnahme von übermäßigen Mengen Kochsalz kommt es zunächst zu Erbrechen. Wurde dennoch viel Salz im Körper aufgenommen, zeigen sich Störungen der Magen-Darm-Funktion, und die Körpertemperatur steigt an. Dann folgen Unruhe und Delirium, der Blutdruck wird immer schwächer, und am Ende steht das tödliche Nierenversagen – dieser symptomatische Verlauf ist jedoch sehr selten.

Schwere Salzvergiftungen führen zu Nierenversagen. Die Funktion dieser Reinigungsorgane muß dann künstlich ersetzt werden: Die Blutwäsche (Dialyse) in der Klinik droht.

Besteht der Verdacht auf eine Kochsalzvergiftung, versucht man zunächst, mit Entwässerungsmitteln (Diuretika) die Wasserausscheidung zu verstärken und Kohlenhydratlösungen zuzuführen. Die Mineralstoffkonzentrationen (Natrium, Kalium u. a.) im Blut müssen häufig kontrolliert und fehlende Spurenelemente ersetzt werden. Bei einer vollständigen Natriumchlorid-Vergiftung ist die Behandlung auf einer Intensivstation notwendig.
Bei Kindern mit Salzvergiftung ist die peritoneale Dialyse (»Blutwäsche«) oft lebensrettend, wenn die Nieren versagen.

Hunger nach Salz

Zahlreiche Tierarten besitzen ein instinktives Verlangen nach Salz. Bei starkem Salzmangel kann es dann zu dem sogenannten Salzhunger, einer triebhaften Gier nach Salz, kommen. Da Salz – vor allem als Natriumchlorid – lebensnotwendig und die ungestörte Salz-Wasser-Balance im Körper wesentliche Lebensvoraussetzung ist, existiert dieser physiologische Salzdrang als Überlebensmechanismus.

Auffallend ist in diesem Zusammenhang, daß sogenannte arme Länder mehr Salz pro Kopf brauchen als reiche Länder. Dieses Phänomen war für Gandhi ein Beweggrund, die britische Salzpolitik in Indien vehement zu bekämpfen, um der Masse der Armen das lebenswichtige Salz zu verschaffen. Die Ernährung beziehungsweise die ausreichende Salzzufuhr durch die Nahrung spielt offensichtlich eine große Rolle: Pflanzliche Nahrung, die typische Kost der einfachen Leute, enthält weniger Natriumchlorid als fleischorientierte.

Vererbter Instinkt

Bei Tieren und Menschen hört der durch Salzmangel verursachte extreme Salzkonsum dann auf, wenn sich das Wasser-Salz-Gleichgewicht im Körper wieder normalisiert hat. Dieser physiologisch bedingte und vererbte instinktive Salzhunger ist unauslöschbar. Jäger machen sich den Salzhunger des Wildes zunutze: Tiere werden mit Hilfe von Salzlecksteinen angelockt und erlegt. Wanderbewegungen großer Tierherden über weite Entfernungen hatten größere Salzvorkommen in anderen Regionen zum Ziel.
Man nimmt an, daß auch der Mensch wie alle landbewohnenden Lebewesen die Salzaufnahme instinktiv seinen Bedürfnissen anpaßte. Anthropologen untermauern diese Annahme durch zahlreiche Untersuchungen.

Eine stabile Salz-Wasser-Balance im Körper ist lebensnotwendig. Deswegen hat uns die Natur den Salzhunger als Instinkt vererbt. Droht Salzmangel, suchen Tiere und Menschen gierig nach Salz. Jäger machen sich diesen Instinkt zunutze und erlegen Tiere mit Hilfe von Salzlecksteinen.

Die Salzapotheke

Salz in der Medizin

*Der römische Militärarzt
Dedacius Dioskurides setzte
Salz als Heilmittel bereits
intensiv ein. Der Holzschnitt
aus seiner Arzneimittellehre
stammt aus einem Nachdruck
des Werkes von 1543.*

Salz ist ein Stoff, der als Sinnbild und Symbol für das Leben selbst gilt. Salz war für den Menschen im Verlauf von Jahrtausenden vor allem in zwei sichtbaren Formen zugänglich: als Steinsalz und als Meersalz. Seit Millionen von Jahren existierend, wurde es an vielen Orten vom Menschen gefunden und genutzt.

Man konnte Salz essen – aber besaß das Salz auch Heilkräfte? Schon in den ältesten schriftlichen Zeugnissen wurde Salz als Mittel der Heilkunde erwähnt – ein kleiner Streifzug durch die Geschichte der Medizin zeigt dies.

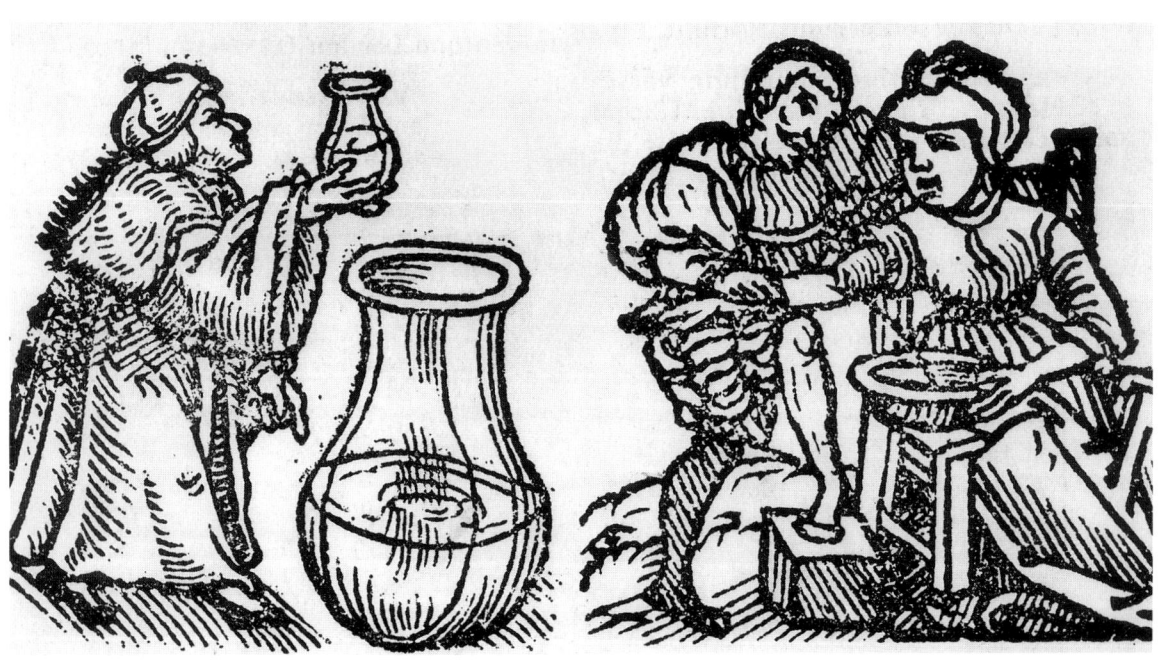

Salzmedizin der Ägypter

Im altägyptischen Papyrus Smith, der auf den berühmten Baumeister und Arzt Imhotep im 3. Jahrtausend v. Chr. zurückgehen soll, wird beschrieben, daß man Salz im Rahmen einer dreiphasigen Behandlung einer infizierten Brustwunde einsetzte. Man glaubte, daß Salz die Wunde austrocknet und antiseptisch wirkt.

Die zweite ägyptische Quelle, der Papyrus Ebers (circa 1600 v. Chr.), nennt zahlreiche salzhaltige Rezepte, vor allem für abführende und antientzündliche Mittel. Diese wurden als Flüssigkeit, Zäpfchen oder Salbe verabreicht. Ein Abführzäpfchen enthielt unter anderem folgende Substanzen: Honig, verschiedene pflanzliche Samen, Absynth, Beeren, Kümmel und Seesalz.

Darüber hinaus wurden noch salzige Rezepturen gegen »Verhärtungen«, epidemische Krankheiten und zur Blutstillung von Wunden (Hals, Nacken, Brust, Brustwarzen) sowie eine Augensalbe erwähnt. Ein intravaginal anzuwendendes Zäpfchen zur Geburtsbeschleunigung enthielt Fenchel, Weihrauch, Knoblauch, frisches Salz und Wespenkot.

Salzmedizin der Griechen

Auch die altgriechische Medizin, insbesondere das Heilsystem des Hippokrates (460–377 v. Chr.), kannte Salz zur Behandlung von Krankheiten.

Die alten Griechen glaubten, daß Gesalzenes allgemein auf den Stuhlgang und Urin wirke. Salzhaltigen Mitteln wurden schleimausführende Kräfte zugeschrieben: »Am folgenden Tag bekam er in der Frühe Übelkeit, trank Wasser mit Essig vermischt und Salz und erbrach Schleim.«

Salz mit Honig vermischt wurde zur Reinigung schlimmer Geschwüre benutzt. Gegen Hauterkrankungen und Sommersprossen wendete man Salzwasser äußerlich an.

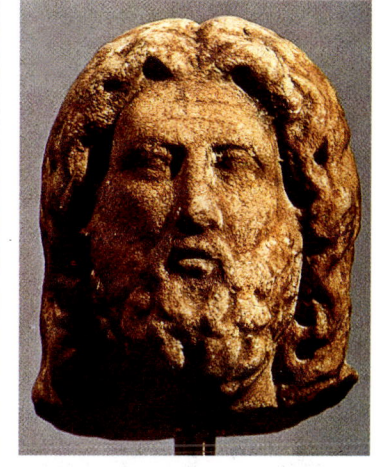

Ob als Abführmittel, gegen Entzündungen oder zur Geburtsbeschleunigung – schon die alten Ägypter wußten von der Heilkraft des Salzes und kannten viele Anwendungsmöglichkeiten.

Vom Wespenstich bis zum Schlangen- oder gar Krokodilbiß – bei den Römern galt das Salz fast als Wundermittel.

Salzmedizin der Römer

Als einer der wichtigsten antiken Mediziner des ersten nachchristlichen Jahrhunderts gilt der römische Militärarzt Dioskurides. Nach seiner Arzneimittellehre ist »Honigmeerwasser«, zubereitet aus Honig, Regen- und Meerwasser, ein ausgezeichnetes Brechmittel. Salzessig sollte bei »fressenden und fauligen Geschwüren«, gegen Hundebiß und den Stich giftiger Tiere helfen. Außerdem war es zur Blutstillung nach Operationen geeignet, tötete als Gurgelmittel Blutegel und sollte »Grind und Schorf« beseitigen. Meerwasserwein zählte Dioskurides zu den Abführmitteln.

Salzhaltige Arzneimittel wurden bei vielen Erkrankungen eingesetzt: Hautkrankheiten (Flechten, Krätze, Aussatz, überwachsende Nägel, Warzen), Wassersucht, Entzündungen (Rachen, Mandeln, Kehlkopf, Furunkel), Stiche und Bisse (Wespen, Bienen, Skorpion, Schlangen, Krokodil), Geschwüre, Ohrenschmerz, Pilzbefall, Dysenterie, Ischias und andere Leiden.

Die Viersäftelehre des Galen von Pergamon

Die Entwicklung der abendländischen Medizin wurde über 1 000 Jahre lang insbesondere durch das Werk des griechischen Arztes Galen von Pergamon (129–200) geprägt, der die Erkenntnisse der antiken Medizin zusammenfaßte und die Viersäfte- und Qualitätenlehre (Humoralpathologie) vertrat.

Auch sein Heilsystem kannte verschiedene Salzarten (wie Meersalz, Steinsalz, Salzschaum). Salz wurde meist mit Honig, Essig, Milch, Öl und anderen Stoffen gemischt und sollte vor allem bei Wundentzündungen, Hautkrankheiten, Geschwüren sowie bei Verdauungsbeschwerden helfen.

Salzmedizin des Mittelalters

Arzneimittel mit Salz finden sich 800 Jahre später auch bei dem bedeutenden arabischen Arzt und Naturwissenschaftler Avicenna (Ibn Sina, 980–1037). In seinen Rezepten erschienen unter anderem auch jodhaltige Mittel als Beigabe, wie das sich an den Meeresküsten ablagernde Salz.
Der jüdische Arzt Maimonides (1135–1204), Leibarzt des Kalifen von Persien, bezeichnete in seiner »Diätetik für die Seele und den Körper« (Regimen sanitatis) nur das ausreichend gesalzene Brot als gesundes Nahrungsmittel.

Großen Einfluß auf die mittelalterliche europäische Medizin hatte die sogenannte Schule von Salerno (11.–13. Jahrhundert). In einem Salerner Arzneikundebuch wird Salz mit Öl und Essig gemischt als Brechmittel empfohlen. Ein Zäpfchen aus Salz und Honig galt als gutes Mittel bei Verstopfung. Gepulvertes und geröstetes Salz sollte äußerlich aufgelegt schmerzstillend wirken, und Steinsalz betrachtete man als sehr gut wirkend gegen akutes Fieber.
Die Salerner Schule veröffentlichte auch Gesundheitsbücher, wie »Die Kunst, sich gesund zu erhalten«. Diese mittelalterliche Diätetik empfahl ausdrücklich gesalzene Speisen: Salz mache die Nahrung schmackhaft und vertreibe Gift. Vor zuviel Salz solle man sich jedoch hüten: »Versalzene Speisen mindern den Samen und die Sehkraft; Salz brennt, macht krätzig, schäbig, räudig und runzlig.«

Die Diätetik – das ist die Lehre vom gesunden Leben – in der Schule von Salerno empfahl ausdrücklich maßvoll gesalzene Speisen. Sie sind lecker und doch gesund.

Salzmedizin der Neuzeit

Wie für die Kunst war die Renaissance auch für die Medizin ein Zeitalter grundlegender Veränderungen.
Ein völlig neues medizinisches Konzept führte der Arzt und Alchimist Paracelsus (Theophrastus Bombastus von Hohenheim, 1493–1541) ein. Paracelsus vertrat die Ansicht, daß

nur gesalzene Speisen richtig verdaut werden könnten. Darüber hinaus empfahl er gesalzenes Wasser zur Wundbehandlung und gegen die Wurmkrankheit. Solelösung (Sulze), beispielsweise als Sitzbad angewandt, betrachtete Paracelsus als hervorragendes Mittel gegen Hautkrankheiten (Räude, Krätze, Erbgrind u. a.) und Juckreiz: »Diese Sulze ist besser als alle Bäder der Gesundheit, die von der Natur entspringen.«

In unterschiedlicher Zubereitung verordnete Paracelsus Salzrezepturen auch bei inneren Krankheiten (zum Beispiel Verstopfung, Wurmerkrankungen) und beschrieb die harntreibende Wirkung des Salzes.

Aus der »Dreck-Apotheke« von Paulini: »Frischer Kuhmist, gemischt mit Bieressig und Salz, hilft gegen rote Augen.« Aber es sei Ihnen überlassen, ob Sie dieses Rezept ausprobieren wollen.

Berühmt und berüchtigt war jedoch eine Rezeptsammlung des 18. Jahrhunderts: die »Dreck-Apotheke« von Kristian Frantz Paulini aus dem Jahr 1734. Sie enthält alle nur denkbaren unappetitlichen Mixturen zur Kur aller möglichen Krankheiten. Salz war auch hier fester Bestandteil vieler Rezepturen. Ein Beispiel: Bei roten und triefenden Augen sollte ein Brei aufgelegt werden, der frischen Mist von einer schwarzen Kuh, etwas Bieressig und eine halbe Messerspitze voll Salz enthielt.

Die praktische Medizin des 18. und teilweise des 19. Jahrhunderts zehrte in der Regel noch vom antiken Erbe und wendete weiterhin überlieferte Salzmittel an.

Salzmedizin des Volkes

Auch der Heilmittelschatz der Volksmedizin kannte das Naturprodukt Salz.

In der Oberpfalz erfuhr man im Jahr 1860, daß »Salz – gewärmt oder gebräunt trocken (Kochsalz) – in Solution zu Umschlägen bei Entzündungen« benutzt wurde.

In Schwaben wurden »böse Näbel« der Kinder mit Salzwasser ausgewaschen. Warzen beseitigte man durch Bestreichen mit dem Saft einer mit Salz bestreuten schwarzen Schnecke. Gegen Kopfschmerzen sollten heiße Fußbäder mit Salz und Asche helfen. Brandwunden wurden mit Branntwein, Essig oder Salzwasser behandelt.

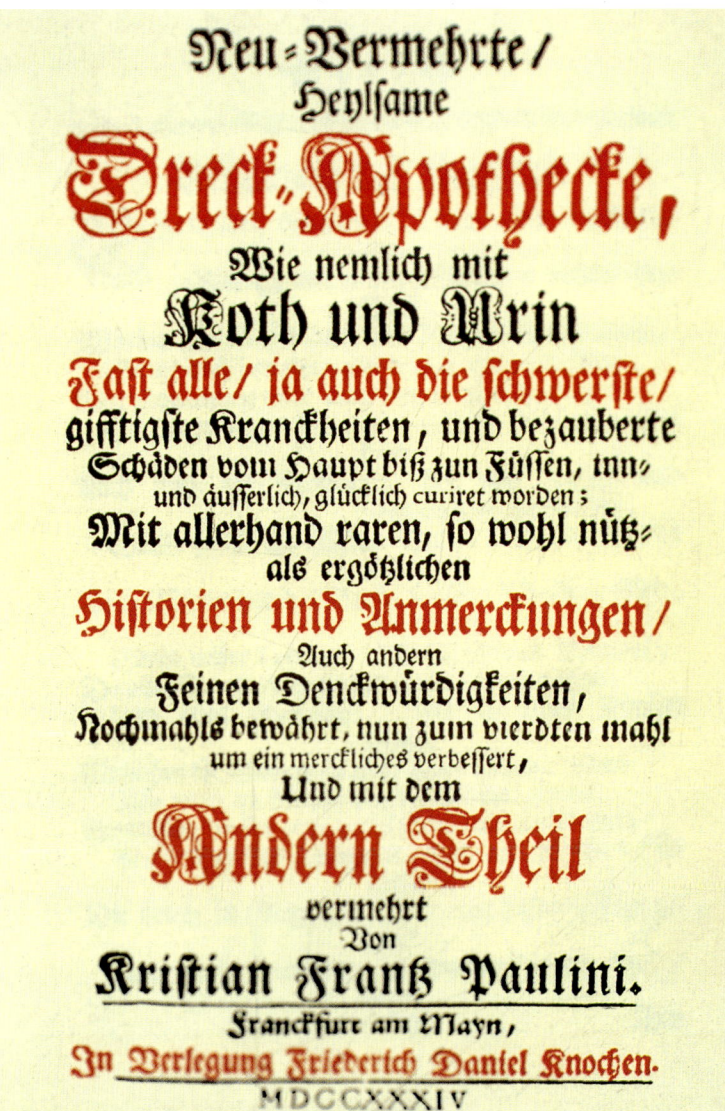

Das Titelblatt der »Dreck-Apotheke« von Kristian Frantz Paulini. Typisch für die Barockzeit sind – abgesehen vom schier endlos ausschweifenden Titel – die oft unappetitlichen Rezepte. Zu Paulinis Zeit herrschten noch ganz andere Hygienevorstellungen als heute.

Hoch im Kurs stand im ländlichen Oberbayern Sal sacerdotale (Ostersalz), Heilig-Dreikönig-Salz und profanes Salz. Erwärmtes Salz wurde gegen Zahnschmerzen, Koliken und Blasenschmerzen eingesetzt. Salz galt als antiseptisches Mittel zur Wundbehandlung und als Blutstillungsmittel bei Bluthusten und Nasenbluten. Gegen Natternbiß empfahl man eine Salbe aus Salz, Eidotter und Essig. Das geweihte Ostersalz diente der Abwehr von Viehkrankheiten.

Salzinfusion – die klinische Lösung

Ursprünglich nur bei Cholerapatienten eingesetzt, wird die Kochsalzlösung heute oft angewendet: sei es als lebensrettende Erstmaßnahme am Unfallort, um kurzfristig große Blutverluste auszugleichen, sei es als Trägermedium für Medikamente in Kliniken.

Jeder, der einmal in einem Krankenhaus war, kennt sie – die Infusionslösungen. Sie können Kochsalz, aber auch andere Mineralstoffe, Arzneimittel oder Nährstoffe enthalten.
Die intravenöse Kochsalzinfusion gibt es noch nicht sehr lange. 1832 wendeten englische Ärzte zum ersten Mal Kochsalzinfusionen erfolgreich bei Cholerakranken an.

Die moderne Infusionskochsalzlösung ist meist eine Standardinfusionslösung mit einem Natriumchlorid- beziehungsweise Kochsalzgehalt von 0,9 % und entspricht somit den Flüssigkeitseigenschaften des Blutplasmas (isotonisch). Eine isotonische Kochsalzlösung kann in Venen, unter die Haut oder in Muskeln eingespritzt, für Darmeinläufe benutzt und auch äußerlich auf die Haut aufgetragen werden.

Neben der 0,9 %igen Kochsalzlösung können auch höhere (hypertone) Salzkonzentrationen von 3 % oder 5,85 % zum Einsatz kommen. Kochsalzlösungen lassen sich auch während einer Schwangerschaft gefahrlos einsetzen. Sie besitzen keine unerwünschten Wechselwirkungen.
Bei Patienten, die an Herzschwäche (Herzinsuffizienz), Nierenschwäche (Niereninsuffizienz), Erkrankungen mit Ödemneigung und Leberzirrhose leiden, sollten Kochsalzlösungen

Wann werden Kochsalzinfusionen verwendet?

- Als lebensrettende Erst-maßnahme am Unfallort, da größere Blutverluste ersetzt werden können
- Bei lang anhaltenden Magensaftverlusten als Flüssigkeitszufuhr
- Bei internistischen Not-fällen als ideale Spül-lösung bei operativen Eingriffen an den Arterien, den oberflächlichen und tiefen Venen sowie den Lungenvenen mit Kathetern
- Im Magen-Darm-Bereich oder zur Blasenspülung als Trägerlösung für Arzneimittelinfusionen zur Befeuchtung
- Zum Freispülen von Wunden

allerdings nur mit besonderer Vorsicht verwendet werden. Für Patienten, die Kortison erhalten, sowie bei älteren Menschen und nach Operationen ist gleichfalls eine Kochsalzinfusion nicht günstig.

Salz – Notlösung bei Durchfall

Für die Bekämpfung der Sterblichkeit von Kindern bei schweren Durchfallerkrankungen vor allem in Entwicklungsländern besitzt Salz als wichtiger Bestandteil sogenannter oraler Rehydratationslösungen (ORS) große Bedeutung. Ziel dieser Behandlung ist der Ersatz der verlorengegangenen lebenswichtigen Mineralstoffe (Elektrolyte) im wäßrigen Durchfallstuhl durch eine salzhaltige Trinklösung.

Seit der Einführung oraler Rehydratationslösungen durch die Weltgesundheitsorganisation (WHO) zur Behandlung von Durchfallerkrankungen im Säuglings- und Kindesalter in den Ländern der dritten Welt können pro Jahr mehr als eine halbe Million Kinder gerettet werden.

Stillkinder werden nach der Rehydratation normal gestillt, und Säuglinge im ersten Lebenshalbjahr erhalten ihre ge-

Bei schweren Durchfall-erkrankungen, wie sie besonders in den Ländern der dritten Welt häufig vorkommen, sind Kochsalz-lösungen lebensrettend.

Wenn Ihr Kind Durchfall hat, helfen traditionelle Salzrezepte. Bewährt hat sich die Karotten-Reisschleim-Lösung, die Sie in Ihrer Apotheke erhalten. Verzichten Sie jedoch auf durchfallhemmende Medikamente, da diese bei Säuglingen oft unerwünschte Nebenwirkungen haben.

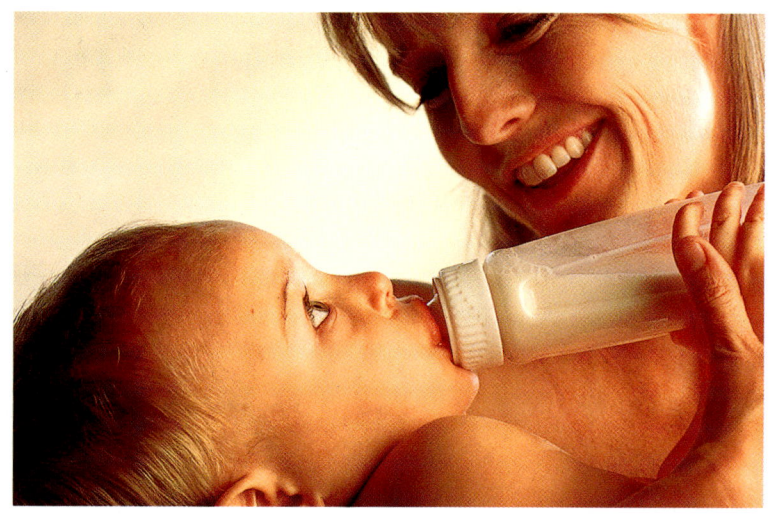

wohnte Formelnahrung in verdünnter Form. Älteren Säuglingen verabreicht man die bisherige Milchnahrung und Beikost in vollem Umfang.

Sogenannte Heilnahrungen oder für das Kind neue Eiweißstoffe (zum Beispiel Soja) sind weder notwendig noch empfehlenswert. Im Gegenteil könnten solche Nahrungsmittel für das Kind sogar gefährlich sein und unkontrollierbare allergische Körperreaktionen auslösen.

Halten die Durchfälle länger als sieben Tage an oder treten sie erneut auf, wird der Nahrungsaufbau mit verdünnter Säuglingsnahrung wiederholt. Bestehen die Durchfälle länger als 14 Tage, ohne daß es zur Gewichtszunahme kommt, sollte das Kind in eine Kinderklinik zur weiteren Untersuchung gebracht werden.

Es ist überflüssig beziehungsweise unter Umständen sogar schädlich, unkomplizierte Durchfälle bei Säuglingen mit Medikamenten zu behandeln – hierzu gehören Mittel, die Erbrechen stoppen (Antiemetika), darmberuhigende Substanzen (Motilitätshemmer), Bindemittel wie zum Beispiel medizinische Kohle (Adsorbantien), Säuresekretionshemmer und Mikroorganismen.

Salz in der Nahrung

Die Menge macht's

Mittlerweile wissen wir, daß auch für Salz gilt, was allgemein richtig ist: Die Menge macht das Gift – Dosis facit venenum, wie der Lateiner sagt!

Wir brauchen Salz zum Leben, jedoch nehmen wir in der Regel viel zuviel auf: mehr als 15 Gramm täglich! Zuviel Salz – insbesondere in Verbindung mit einer ungesunden und bewegungsarmen Lebensweise – kann die Gesundheit gefährden und zu schweren chronischen Erkrankungen vor allem des Herz-Kreislauf-Systems führen. Kochsalzempfindliche Menschen beispielsweise besitzen ein besonders großes Risiko für eine Bluthochdruckerkrankung. Hier ist unser gesunder Menschenverstand gefragt, um auf Kartoffelchips und gesalzene Erdnüsse zu verzichten.

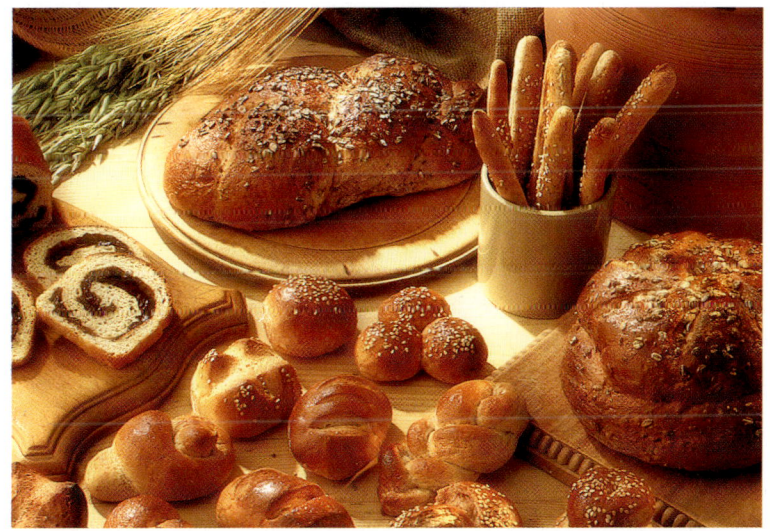

Oft steckt im Brot eine ganze Menge Salz – sichtbar wie bei gesalzenen Laugenbrezeln oder versteckt wie im Toastbrot (1,4 Gramm Salz auf 100 Gramm Toast!). Bevorzugen Sie daher lieber Vollkornbrot und dunkle Brotsorten, um Ihren Salzkonsum zu verringern. Oder entfernen Sie einfach das Salz von der Brezel.

27

Da Salz in unserer Nahrung meist gut versteckt ist, können Sie nicht so einfach feststellen, wieviel Salz Sie täglich zu sich nehmen. Sogenannte Salztabellen sind hier eine willkommene Hilfe.

Salz kann aber auch wesentlich zu einem gesünderen Leben beitragen. Gerade in Deutschland ist Salz als Trägersubstanz für Jod von sehr großer Bedeutung, da hier noch immer erheblicher Jodmangel herrscht. Die Schilddrüse benötigt ausreichend Jod, damit ihre normale Funktion nicht gestört wird. Kennzeichen einer Schilddrüsenerkrankung ist der bekannte Kropf, der nicht nur das Aussehen eines Menschen verunstaltet.

Wieviel Salz versteckt sich eigentlich in unseren Nahrungsmitteln? Diese Frage ist nicht immer so leicht zu beantworten. Denn das meiste Salz ist in der Nahrung unsichtbar und nicht wie bei einer Salzbrezel schon von außen erkennbar. Mit Hilfe von sogenannten Salztabellen läßt sich jedoch feststellen, wieviel Salz im Essen enthalten ist. Diese sind vor allem für salzempfindliche Menschen sehr hilfreich, damit sie sich besser vor Gesundheitsgefahren schützen können.

Natrium bei der Lebensmittelverarbeitung	
Natriumalgina:	Dickungsstoff und Geliermittel
Natriumcyclamat:	Süßstoff
Natriumnitrit und –nitrat:	Pökelstoffe
Natriumphosphate:	Stabilisatoren
Natriumsulfit:	Konservierungsstoff
Natronlauge:	zur Herstellung von Laugengebäck

Das tägliche Salz

Im Laufe der Zeit hat der Salzkonsum des Menschen beständig zugenommen. In sogenannten zivilisierten Ländern wird deutlich mehr Salz verzehrt als bei Naturvölkern. Wieviel Salz der Mensch zu sich nimmt, ist natürlich auch eine Frage nationaler Eßgewohnheiten und geographischer Gegeben-

Umrechnungsformel für den tatsächlichen Kochsalzgehalt

**1 Gramm Natrium entspricht
2,54 Gramm Natriumchlorid (Kochsalz)**

heiten – ägyptische Priester nahmen beispielsweise nur ungesalzene Nahrung zu sich.

Die Naturvölker Asiens und die indianische Bevölkerung Amerikas verbrauchen weltweit am wenigsten Salz – und zwar nach Ergebnissen der internationalen Intersalt-Studie aus dem Jahr 1989 weniger als 2 Gramm Salz pro Tag. Die typische westliche Gesellschaft dagegen konsumiert dieser Untersuchung zufolge 9 bis 12 Gramm Salz täglich. Männer verzehren im Durchschnitt 15 Gramm und Frauen 12 Gramm Kochsalz pro Tag.

Verstecktes Salz

Speisesalz, das wir im Lebensmittelgeschäft kaufen, kann man abwiegen. Die Kochsalzmenge, die sich in Nahrungsmitteln versteckt, läßt sich jedoch nicht so einfach feststellen, sondern wird chemisch-analytisch bestimmt.

Häufig ist in Lebensmitteltabellen nur der Anteil an Natrium angegeben – meist in Milligramm, bezogen auf 100 Gramm des eßbaren Anteils der verkäuflichen Rohware. Die industrielle Produktion von Salz stellt entsprechend dem Verwendungszweck folgende Salzarten zur Verfügung: Speisesalz, Gewerbesalz, Auftausalz und Industriesalz. Der Anteil von Speisesalz an der gesamten Salzproduktion liegt nur bei 3 %! Natriumverbindungen werden in der Lebensmittelverarbeitung noch anderweitig eingesetzt:

Die lebensmittelverarbeitende Industrie benutzt Salz auch als Zusatz zur Verarbeitung oder Konservierung. Eine der

Der tägliche Salzverbrauch liegt in den westlichen Industrieländern weit höher als bei den Naturvölkern (in Deutschland etwa 15 bis 16 Gramm pro Person und Tag). Dies ist möglicherweise eine Ursache für die hohe Rate an Zivilisationskrankheiten, besonders des Bluthochdrucks.

Wieviel Natrium wird zur Herstellung von Lebensmitteln verbraucht?

Brot- und Backwaren	34%	Milch und Milchprodukte	5%
Fleisch und Fleischwaren	28%	Gemüse und Gemüseerzeugnisse	5%
Käse, Quark und Eier	10%	Fett, Süßwaren und Getränke	11%
Fisch und Fischwaren	7%		

Um sich salzärmer zu ernähren, genügt es nicht, hin und wieder auf eine Prise Salz zu verzichten. Den größten Teil an Kochsalz nehmen wir versteckt in der Nahrung zu uns.

ältesten Konservierungsmethoden ist das Pökeln: Schon im 14. Jahrhundert wurde erwähnt, daß man Fische mit Natriumnitrat konservierte. Man legt die Lebensmittel in starke Salzlösungen (Salzlake oder Sole) oder salzt direkt ein. Dadurch wird osmotisch Wasser entzogen, weshalb sich krankheits- oder fäulniserzeugende Mikroorganismen nicht mehr entwickeln können.

In den vergangenen Jahrhunderten hat man auf diese Weise viele Lebensmittel wie Fisch, Fleisch, Wurst, Gemüse und Eier mit Salz haltbar gemacht. Gegenwärtig wird 60% des geschlachteten Fleisches in Deutschland zur Fleischerzeugung verarbeitet und davon 95% gepökelt!

Der direkte Speisesalzkonsum in einem privaten Haushalt in Deutschland beträgt nur circa 2 Gramm Salz (in den USA 3 Gramm). Die Natrium- und Kochsalzbelastung beziehungsweise -überlastung summiert sich zu über 90% aus dem in Nahrungsmitteln »versteckten« Salz.

An erster Stelle als Kochsalzlieferant stehen nach wie vor Brot und Backwaren, gefolgt von Fleisch und mit Abstand von Käse und sonstigen Lebensmitteln. Stark natriumhaltige Nahrungsmittel erfreuen sich zunehmender Beliebtheit – darauf weist der stark angestiegene Verzehr von Hamburgern, Hot dogs, Frankfurtern, Salami, Kartoffelchips und Pommes frites bei breiten Bevölkerungsschichten, insbesondere bei Kindern und Jugendlichen, hin.

Verringertes Salz

Wie salzig unsere Nahrung ist, ist sicherlich eine Frage des Geschmacks. Dennoch steht fest: Wir konsumieren zuviel Salz – und das kann gesundheitsschädlich sein! Geht man davon aus, daß in der Regel immer noch mehr als 10 Gramm Salz täglich pro Kopf verzehrt werden, so lautet die dringende und allgemein anerkannte Empfehlung: Kochsalzzufuhr auf 5 bis 6 Gramm pro Tag beschränken! Aber schmeckt dann das Essen überhaupt noch – die Suppe ohne Salz?

Verwendet man weniger Salz bei der Nahrungszubereitung, so erfordert dies eine gewisse Zeit der Gewöhnung. Man wird dann jedoch feststellen können, daß geringer gesalzene Speisen ein viel intensiveres und besseres Aroma besitzen.

Bei Salz sollte man wie in vielen anderen Bereichen auch mehr Fingerspitzengefühl entwickeln. Absolut »out«: Salz auf der Haut und im Mineralwasserglas. Das meiste Salz nehmen wir jedoch über gesalzene Nahrung auf. Wenn Sie diese reduzieren, beugen Sie damit Herz-Kreislauf-Krankheiten wirksam vor. Das Nachsalzen bei Tisch ist oft eine

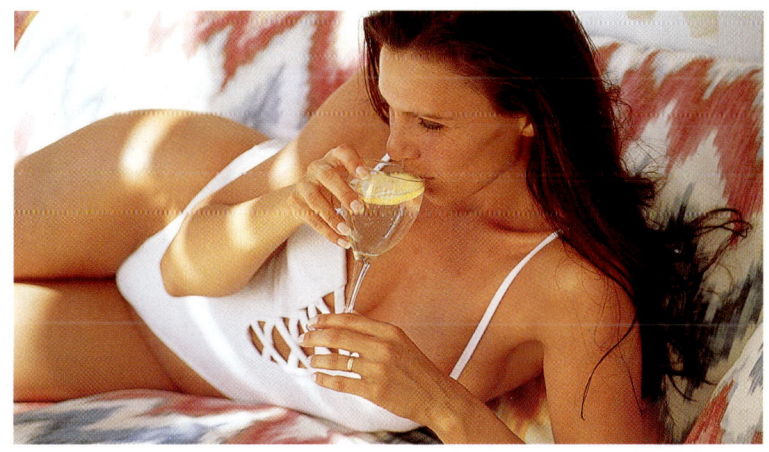

Salz auf der Haut und im Mineralwasserglas: Das meiste Salz nehmen wir jedoch über gesalzene Nahrung auf. Wenn Sie diese reduzieren, beugen Sie damit Herz-Kreislauf-Krankheiten wirksam vor.

Natriumgehalt einiger Nahrungsmittel

Nahrungsmittel	mg Natrium in 100 g	Nahrungsmittel	mg Natrium in 100 g
BROT – GEBÄCK		**FLEISCH**	
Salzstangen	1790	Weißwurst	620
Cracker	1000	Kalbsniere	200
Cornflakes	660–910	Kalbfleisch	90
Pumpernickel	569	Rindfleisch	80
Brötchen	486		
Knäckebrot	463	**FISCH**	
Weißbrot	385–540	Salzhering	5930
Grahambrot	370	Seelachs in Öl (Ersatz)	2900
Zwieback	263	Matjesfilet	2250
Roggenbrot	220–552	Kaviar	2200
		Krabben (Konserve)	1000
MILCH – MILCHPRODUKTE		Bismarckhering	1000
Kuhmilch	55	Sardinen (Konserve)	510
Kondensmilch 7,5 %	98	Thunfisch in Öl	361
		Scholle	104
KÄSE			
Harzerkäse	1520	**GEMÜSE**	
Edelpilzkäse 50 % F.i.Tr.	1450	Sauerkraut	650
Schmelzkäse 45 % F.i.Tr.	1260	Gewürzgurken (Konserve)	485
Brie 50 % F.i.Tr.	1170	Erbsen (Konserve)	260
Camembert	1150	Bohnen (Konserve, ungesalzen)	236
Edamer	737	Karotten (Konserve, ohne Flüssigkeit)	236
Parmesan	755	Mais (Konserve, ungesalzen)	236
Emmentaler	620	Spargel (Konserve, ungesalzen)	236
		Fenchel	86
EIER		frische Möhren	60
Eiklar	170		
Vollei	144	**VERSCHIEDENES**	
		Brühwürfel	20000
FLEISCH		Oliven, mariniert	2100
Speck (durchwachsen)	1770	Tomatenketchup	1300
Schinken (roh)	1400	Senf	1300
Corned beef	1300	Mayonnaise	702
Salami	1260	Tomatenmark	590
Knackwurst	1190	Curry	450
Cervelatwurst	1100	Spaghetti	355
Mettwurst	1070	Kartoffelchips	340

reine Gewohnheit – oft bevor man überhaupt den ersten Bissen gekostet hat!

Das Salz unserer Nahrung stammt aus verschiedenen Quellen: natürlich enthaltenes Salz, zur Herstellung und zum Haltbarmachen von Lebensmitteln zugesetztes Salz und im Haushalt zur Speisenzubereitung verwendetes Salz. Kochsalzarm oder kochsalzfrei zubereitete Speisen schmecken nach einer Gewöhnungszeit von vier bis sechs Wochen mindestens genauso gut wie mit Kochsalz versetzte Nahrung.

Soll man nun die Nudeln ohne Salzwasser kochen?

Nein, natürlich nicht! Sie sollten jedoch wissen, wieviel Salz notwendig ist. Wenn Sie beispielsweise 60 Gramm Teigwaren in 600 Milliliter Wasser mit 3 Gramm Salz kochen, dann nehmen die Teigwaren circa 100 Milliliter Wasser und etwa 0,9 Gramm Salz auf – das überschüssige salzige Kochwasser wird weggeschüttet.

> »Das schmeckt ja total fad!« – schon folgt der gewohnte Griff zum Salzstreuer. Von wegen »fad«: Durch jahrelanges Übersalzen haben wir es verlernt, das eigentliche und natürliche Aroma unserer Mahlzeiten herauszuschmecken.

Salzmengen nach Haushaltsmaßen, wie sie in Rezepten häufig angegeben sind

1 Prise Salz	=	40 Milligramm
1 Messerspitze Salz	=	250 Milligramm
1 gestrichener Kaffeelöffel Salz	=	5 Gramm
1 Teelöffel Salz	=	6–10 Gramm
1 gestrichener Eßlöffel Salz	=	15 Gramm

Tips für die salzarme Küche

Gewürze und Kräuter geben Speisen Geschmack und ersparen reichliches Nachsalzen. Man verbraucht viel weniger Salz, wenn erst nach dem Garen bei Tisch gesalzen wird – das Essen schmeckt frisch und intensiv.

Welche Gewürze sind für die kochsalzarme Küche geeignet?

- Basilikum
- Beifuß
- Bohnenkraut
- Curry
- Dill
- Estragon
- Ingwer
- Kardamom
- Kerbel

- Knoblauch
- Koriander
- Kümmel
- Kresse
- Liebstöckel
- Lorbeer
- Majoran
- Muskat
- Nelken

- Oregano
- Paprika
- Petersilie
- Pfeffer
- Rosmarin
- Salbei
- Thymian
- Wacholder
- Zwiebeln

Statt Ihre Speisen übermäßig zu salzen, sollten Sie lieber öfters einmal zu Gewürzen und Küchenkräutern greifen. Diese sind nicht nur gesünder, sondern auch abwechslungsreicher.

Zuviel Kochsalz beim Kochen und in der Nahrung kann durch einfache Maßnahmen vermieden werden:
- Dämpfen, Dünsten und Grillen sind geeignete Garmethoden, die den Eigengeschmack der Speisen unterstützen.
- Gekochtem Gemüse sollte erst zum Schluß Salz zugegeben werden.
- Verwenden Sie Küchenkräuter – frisch, tiefgefroren oder getrocknet – und Gewürze. Vorsicht: Currypulver kann bis zu 5 % Kochsalz enthalten!
- Servieren Sie Pellkartoffeln statt Salzkartoffeln.
- Teigwaren, Reis und Kartoffeln als Beilage zu Saucengerichten sollten nur schwach gesalzen werden.
- Salzen Sie einen Braten erst nach dem Anbraten und Kurzbratstücke – zum Beispiel Steaks und Schnitzel –, wenn sie fertiggebraten sind.
- Salzheringe sollte man vor der Zubereitung wässern. Dadurch verringert sich der Salzgehalt um etwa 10 %.
- Helle Saucen stellt man her, indem man Zwiebel- und Schalottenwürfel in heißem Fett hellgelb dünsten läßt – bei dunklen Saucen läßt man sie etwas länger anbräunen. Gleiches gilt auch für gebundene helle und dunkle Saucen. Rohkost wird grundsätzlich ohne Salz zubereitet.

- Gerichte mit gesalzenen Zutaten (zum Beispiel Speck, Wurst, Käse, Schinken, Fischerzeugnisse, Mayonnaise, Gewürzgurken, gesalzene Gemüsekonserven, Brühwürfel, Ketchup) sollten am besten überhaupt nicht nachgesalzen werden.
- Lesen Sie aufmerksam die Zutatenliste von Lebensmitteln in Fertigpackungen – hier ist meist sehr viel Salz enthalten. Ein Nachsalzen ist dann in der Regel überflüssig.
- Babynahrung und Fertiggerichte sollten grundsätzlich nicht gesalzen werden.

Natriumarme Kost

Natriumarme Ernährung gibt es schon seit Anfang dieses Jahrhunderts, und sie ist bis heute ein fester Bestandteil der Diätbehandlung. Sie wird für die Therapie der Bluthochdruckerkrankung (Hypertonie) und bei krankhaften Wasseransammlungen im Körpergewebe (Ödeme) empfohlen.
Die natriumarme Kost ist jedoch nicht ohne Risiko. Auf keinen Fall darf sie bei Schwangerschaftsödemen gesunder

Verzichten Sie doch einmal darauf, Speisen vor oder während der Zubereitung zu salzen! Wird das Essen erst auf dem Teller gesalzen, wird deutlich weniger Salz verbraucht. Und jeder kann nach seinem persönlichen Geschmack salzen.

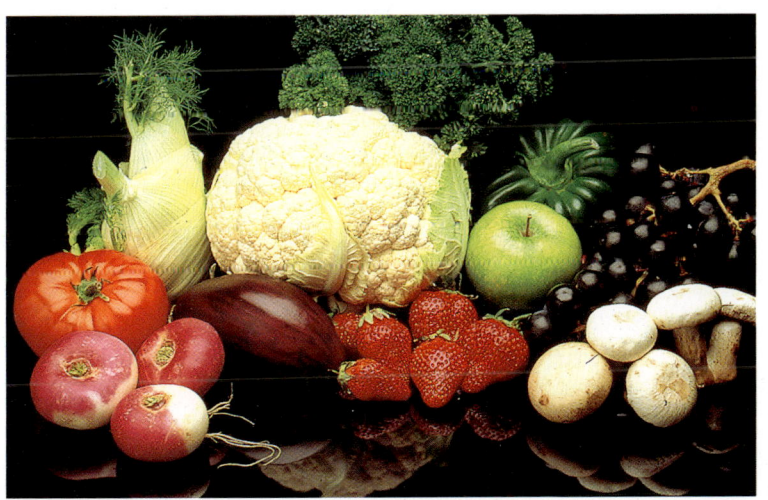

Eine gesunde Ernährung sollte einen hohen Anteil an Obst und Gemüse enthalten. Durch Würzen mit Kräutern läßt sich Gemüse sehr schmackhaft auch ohne Salz zubereiten.

Natriumbeschränkte Lebensmittel

<u>Streng natriumarme Lebensmittel:</u> Diese enthalten 40 Milligramm Natrium beziehungsweise 0,1 Gramm Kochsalz pro 100 Gramm verzehrfähiges Lebensmittel.

<u>Streng natriumarme Kost</u> erlaubt weniger als 400 Milligramm Natrium pro Tag.

<u>Natriumarme Lebensmittel:</u> Sie enthalten 40–120 Milligramm Natrium beziehungsweise 0,1–0,3 Gramm Kochsalz pro 100 Gramm verzehrfähiges Lebensmittel.

Natriumarme Kost erlaubt bis zu 1,2 Gramm Natrium pro Tag.

<u>Natriumbeschränkte Lebensmittel:</u> Diese enthalten bis zu 250 Milligramm Natrium beziehungsweise 0,6 Gramm Kochsalz pro 100 Gramm verzehrfähiges Nahrungsmittel (Brot, Fertiggerichte, Suppen).

Bei kochsalzvermindertem Käse darf der Natriumgehalt bei 450 Milligramm liegen (entspricht 1,1 Gramm Kochsalz).

Natriumbeschränkte Kost erlaubt bis zu 2 Gramm Natrium pro Tag.

Frauen – infolge einer normalen Hormonveränderung – eingesetzt werden. Auch bei Krankheiten, die zu Salzverlust führen, ist eine natriumarme Ernährung nicht sinnvoll. Derartige diätetische Maßnahmen sollten immer durch einen Ernährungsspezialisten und einen Arzt überwacht werden.

Die Lebensmittelverordnung unterscheidet verschiedene natriumbeschränkte Lebensmittel.

Mineralwasser in kleinen Mengen (200 bis 300 Milliliter pro Tag) ist unabhängig vom Kochsalzgehalt erlaubt. Wird mehr getrunken, sollte der Kochsalzgehalt des jeweiligen Mineralwassers beachtet werden.

Streng natriumarme Kost mit weniger als 400 Milligramm Natrium pro Tag wird heute selten verordnet. Salztreibende Arzneimittel, sogenannte Saluretika, haben diese Kostform weitgehend überflüssig gemacht.

Es gibt zahlreiche Kochsalzersatzprodukte, die wie Salz benutzt werden können, aber natriumfrei sind. Offensichtlich schmecken sie nicht besonders gut, denn sie werden kaum verwendet.

Als natriumarm dürfen nur solche Nahrungsmittel bezeichnet werden, die festgelegte Natriumhöchstmengen nicht überschreiten.
In der Lebensmittelverordnung wird der Natriumgehalt diesbezüglich aufgeführt.

Salz und Bluthochdruck

Der »Gelbe Kaiser« Nei Ching erkannte bereits vor mehr als 5 000 Jahren einen Zusammenhang zwischen Blutdruck und Salzverzehr. Er warnte vor möglichen schädlichen Folgen: Hoher Blutdruck begünstige den Schlaganfall. Die Bluthochdruckerkrankung geht jedoch auf eine Vielzahl verursachender Faktoren zurück.

Während der Hungerzeiten zweier Weltkriege kamen bei Normal- oder Untergewicht aufgrund beschränkter Nahrungsmittel kaum derartige Wohlstandskrankheiten vor. Mit dem Ende der Hungerzeit 1948 kehrten die Wohlstandskrankheiten, und mit ihnen auch die Hypertonie, wieder zurück.

TIP:
Für Natriumempfindliche: 100 Gramm Nahrung dürfen maximal 120 Milligramm Natrium enthalten (Ausnahme: Getränke). 100 Milliliter Getränk dürfen maximal 2 Milligramm Natrium enthalten (Ausnahme: natürliche Mineralwässer).

Natriumgehalt pro 100 Gramm verzehrfertiges Lebensmittel

250 Milligramm:	Brot, Kleingebäck, (sonstige Backwaren), Fertiggerichte, fertige Teiggerichte, Suppen, Brühen, Saucen, Erzeugnisse aus Fisch, Krusten-, Schal-, Weichtieren
300 Milligramm:	Kartoffeltrockenerzeugnisse
400 Milligramm:	Kochwürste
450 Milligramm:	Käse und Erzeugnisse aus Käse
500 Milligramm:	Brühwürste, Kochpökelwaren

Grundprinzipien für eine natriumarme Ernährung

- Zur Speisenzubereitung darf nur ein Minimum an Salz verwendet werden.
- Pro Tag sind maximal fünf dünne Scheiben handelsüblichen Brotes erlaubt.
- Natriumreiche Lebensmittel (wie Konserven, Wurst, roher Schinken, Speck, Käse, Salzhering, salzige Gemüse-konserven, Salzgebäck) sind zu meiden.
- Lebensmittel sollte man nach ihrem den Nahrungstabellen entsprechenden Kochsalzgehalt auswählen.
- Nur beschränkte Mengen an frischem Fleisch, Fisch und Milch dürfen verzehrt werden.
- Obst, Obstsäfte, Marmelade, frisches Gemüse, Reis, Getreide und Sago sind unbegrenzt erlaubt.
- Zum Würzen sollten nach Möglichkeit Küchenkräuter und Gewürze benutzt werden. Auf den Salzstreuer am Tisch sollten Sie in jedem Fall verzichten.

Wie die meisten Krankheiten, so hat auch der Bluthochdruck mehrere Ursachen.
Übertriebener Kochsalzkonsum ist mit Sicherheit eine derjenigen Ursachen, die Sie am leichtesten vermeiden können.

Die Rolle der Gene

Die sogenannte essentielle Hypertonie (Bluthochdruck) wird auf genetische Einflüsse beziehungsweise defekte Erbanlagen zurückgeführt. Ein Gesunder kann sich nicht durch überhöhte Kochsalzzufuhr eine essentielle Hypertonie zuziehen. Erbdefekte können aber durch falsche Ernährung und durch eine ungesunde Lebensweise aktiviert werden, was wiederum zu Erkrankungen wie Diabetes (Zuckerkrankheit), Gicht oder Hypertonie führt!

Man schätzt, daß in Deutschland circa 80 % der Bevölkerung nicht kochsalzempfindlich sind – für die anderen 20 % besteht bei zuviel Salz in der Nahrung demnach ein erhöhtes Hypertonierisiko.

Die Medizin ist sich darin einig, daß ein vermehrter Kochsalzkonsum die Hypertonie auslösen kann. Gleichermaßen von Bedeutung sind jedoch auch die Folgen ungesunder Lebensweise wie Bewegungsmangel, Übergewicht, Alkoholmißbrauch, Streß und falsche Ernährung. Vermehrter Kochsalzkonsum gepaart mit ungesunder Lebensweise erhöht diese Gefahr.

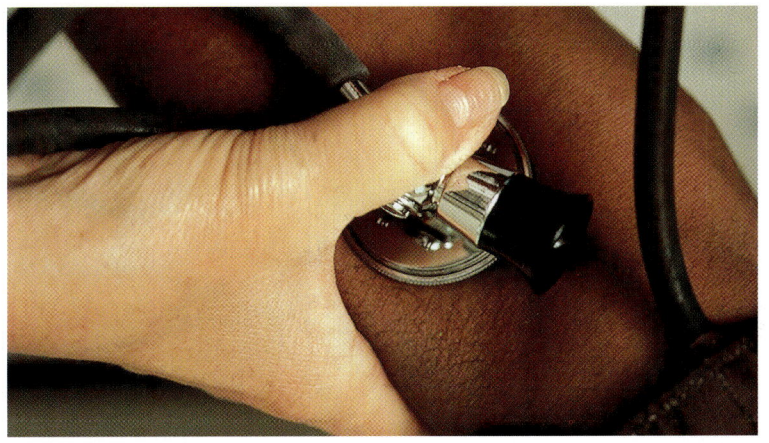

Bluthochdruck erkennen

Hoher Blutdruck oder Hypertonie bedeutet, daß die gemessenen Blutdruckwerte ständig über dem Normalbereich liegen. Die Messung des Blutdrucks ergibt immer zwei Meßwerte: einen oberen (systolischen) und einen unteren (diastolischen) Blutdruckmeßwert. Diese werden in Millimeter Höhe einer Quecksilbersäule angegeben (mm Hg).
Ob tatsächlich eine Bluthochdruckerkrankung vorliegt, kann nur ein Arzt durch wiederholte Messung des Blutdrucks beurteilen. Er sollte dann darüber entscheiden, welche Behandlung eingeleitet werden muß. In Deutschland leben circa 6 Millionen Hypertoniker, wobei viele nichts von ihrer Erkrankung wissen, da sie kaum Beschwerden macht.

Blutdruckmeßwerte

Normalbereich:	bis 140 mm Hg systolisch und 90 mm Hg diastolisch
Grenzwertbereich:	140–159 mm Hg systolisch und 90–94 mm Hg diastolisch
Hypertoniebereich:	dauernd höher als 160 mm Hg systolisch und/oder 95 mm Hg diastolisch

TIP:
Lassen Sie regelmäßig Ihren Blutdruck kontrollieren – vermeiden Sie dadurch langfristige Schäden am Herz-Kreislauf-System!

Bluthochdruck behandeln

Schützen Sie sich vor Bluthochdruck!

- **Meiden Sie Streß! Vergessen Sie Alkohol und Zigaretten!**
- **Bewegen Sie sich regelmäßig, oder treiben Sie Sport!**
- **Essen Sie alles, was Ihnen schmeckt (auch Kochsalz) – aber in Maßen!**

Noch vor kaum 40 Jahren drohten einem essentiellen Hypertoniker bei unzureichendem diätetischen Kochsalzentzug Herzschwäche, Schlaganfall und Nierenversagen. Diese Hypertonie-Folgen sind heute dank moderner Arzneimittel, sogenannter Antihypertensiva, selten geworden.

Entscheidend für die erfolgreiche Therapie der Hochdruckerkrankung war die Einführung wirksamer Arzneimittel: Diuretika, Betablocker, Kalzium-Antagonisten und ACE-Hemmer.

Neueste Studienergebnisse zeigen, daß eine eindeutige direkte Beziehung zwischen erhöhtem Blutdruck und Kochsalz nicht angenommen werden kann. Entscheidend ist demnach das Konzept der – genetisch bestimmten – Salzempfindlichkeit.

Man schätzt, daß ein Fünftel bis ein Drittel der Gesunden salzempfindlich sind. Etwa die Hälfte der Hypertoniker ist gleichfalls als salzempfindlich zu betrachten. Bei älteren Menschen und bei Menschen mit schwarzer Hautfarbe wurde häufiger eine Salzempfindlichkeit beobachtet.

Welcher Zusammenhang besteht zwischen Kochsalz und Bluthochdruck?

- Gesunde ohne genetische Disposition können durch kochsalzreiche Ernährung keine Hypertonie bekommen.

- Etwa ein Fünftel der Bevölkerung ist kochsalzempfindlich. Für sie kann kochsalzreiche Ernährung das Hypertonie-Risiko erhöhen.

- Kochsalz ist niemals alleinige Ursache von Bluthochdruck. Hypertonie wird immer durch eine Vielzahl von Faktoren ausgelöst.

- Die Medizin rät gegenwärtig zur Beschränkung des Kochsalzkonsums auf 5 bis 6 Gramm pro Tag.

- Die streng natriumarme Diät ist nur in speziellen Einzelfällen sinnvoll.

Antihypertensiva und Kochsalz

Trotz moderner und wirksamer Arzneimittel gegen Hypertonie kann eine zusätzliche kochsalzbeschränkte Ernährung durchaus sinnvoll sein. In jedem Fall beeinflußt die Menge des aufgenommenen Kochsalzes die blutdrucksenkenden Medikamente – hierauf sollten Ärzte und Patienten achten.

Beeinflußt Kochsalz die Wirkung blutdrucksenkender Medikamente?

- Bei Ödemerkrankungen und Hypertonie werden Diuretika (Entwässerungsmittel) und eine mäßige Kochsalzbeschränkung kombiniert.

- Kalzium-Antagonisten sind wirksame Medikamente zur Behandlung des Bluthochdrucks. Im Gegensatz zu Diuretika verstärkt Kochsalz die natriumausscheidende und blutdrucksenkende Wirkung der Kalzium-Antagonisten.

- Die neueste Generation von blutdrucksenkenden Mitteln bilden sogenannte ACE-Hemmer. Beschränkte Kochsalzzufuhr verstärkt die Wirkung dieser Medikamente, zuviel Kochsalz kann die Wirkung abschwächen.

- Eine Untersuchung konnte nachweisen, daß die Kombination von Fischöl und einer beschränkten Kochsalzzufuhr vor allem bei älteren Menschen zu einer wirksamen Senkung des Blutdrucks führt.
Fischöl beeinflußt darüber hinaus auch die Blutfettwerte und die Fließeigenschaften des Blutes günstig.

Eine strenge Kochsalzbeschränkung auf weniger als 1 Gramm Kochsalz täglich ist – wenn überhaupt – nur in speziellen Einzelfällen sinnvoll, bei Gesunden kann sie sogar gesundheitsschädlich sein.

Natrium und Chlorid sind lebenswichtige Elemente, die über die Nahrung ausreichend zugeführt werden müssen. Zuwenig Salz kann zu ernsthaften Krankheiten führen. Insbesondere führt es zu Flüssigkeitsverlusten und zu Verdauungsstörungen, verminderter Geschmacksempfindung sowie zu zahlreichen anderen Stoffwechselstörungen. Chronischer Natriummangel etwa kann die Nierenfunktion stören.

Zehn Grundregeln zur Behandlung von Hypertonie

1. Messen Sie regelmäßig Ihren Blutdruck.
2. Beachten Sie die Empfehlungen Ihres Arztes.
3. Versuchen Sie Ihr Normalgewicht zu erreichen.
4. Schränken Sie Ihren Alkoholkonsum deutlich ein.
5. Ersetzen Sie Kochsalz in Speisen durch Gewürze.
6. Essen Sie viel Obst und Gemüse.
7. Bevorzugen Sie pflanzliche Fette und hochwertige Öle.
8. Geben Sie das Rauchen auf.
9. Fördern Sie körperliche Bewegung.
10. Gönnen Sie sich genügend Ruhepausen und Entspannung.

Insgesamt ist die Beschränkung des Kochsalzverzehrs auf 5 bis 6 Gramm Salz pro Tag als wirksame Maßnahme bei schon erhöhtem Blutdruck und als vorbeugender Schutz vor einem allmählichen Blutdruckanstieg mit zunehmendem Alter zu empfehlen.

In den USA, Kanada und Schweden liegen Änderungen des Lebensstils (Bewegung, Normalgewicht, Alkohol- und Nikotinabstinenz) in Verbindung mit einer Kochsalzbeschränkung als wirksamer Schutz breiter Bevölkerungsschichten vor Herz-Kreislauf-Erkrankungen voll im Trend und ermöglichen somit Kosteneinsparungen im Gesundheitswesen. Folgeerkrankungen wie die koronare Herzkrankheit und Schlaganfall werden vermieden, und die Gesamtsterblichkeit verringert sich weiter.

Gönnen Sie sich hin und wieder echte Ruhepausen von Berufs- und Alltagsstreß! Zumindest einmal im Jahr sollten Sie so richtig »abschalten« können, am besten im Urlaub!

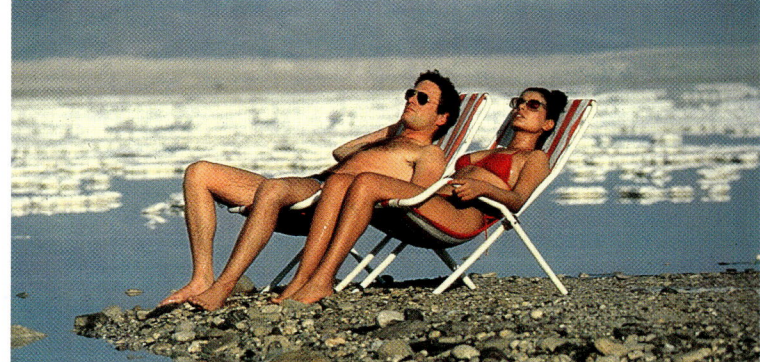

Jodsalz – Kampf gegen Jodmangel

Deutschland ist das einzige europäische Land, in dem der Gesetzgeber keine Schutzmaßnahmen gegen die Folgen eines Jodmangels getroffen hat. Dabei ist Deutschland ein Jodmangelgebiet, das heißt, Neugeborene, Kinder und Erwachsene nehmen mit der Nahrung zuwenig Jod auf.

Jod ist als Spurenelement für den gesamten Körper, insbesondere jedoch für das Schilddrüsenorgan, sehr wichtig. Durch Jodmangel entstehen Krankheiten, wie der Kropf, und Entwicklungsstörungen von Heranwachsenden.

Lebenswichtiges Jod

Der Name »Jod« ist von dem griechischen Wort »iodes« (= veilchenfarbig) abgeleitet, denn die (giftigen) Joddämpfe sind blauviolett. Man kürzt Jod auch mit den Buchstaben J oder I ab.

Für Wirbeltierorganismen übernimmt Jod die Funktion eines lebenswichtigen Spurenelements und ist Bestandteil der wichtigsten Schilddrüsenhormone (Thyroxin, Trijodthyronin u. a.). Der menschliche Körper enthält 10 bis 30 Milligramm Jod, das sich zu 99 % in der Schilddrüse befindet. Da der Körper Jod nicht selbst herstellt, muß es mit der Nahrung zugeführt werden.

Jodmangel

Jodmangel entsteht hauptsächlich durch die Jodarmut des Wassers. Auch in der meisten pflanzlichen und tierischen Nahrung ist kaum Jod enthalten. Dieser geringe Jodgehalt wird auf das Auswaschen von Jod aus dem Gestein während der Tauzeiten in ehemaligen vergletscherten, meerfernen Landteilen zurückgeführt. Das ausgewaschene Jod befindet

Da der menschliche Körper Jod nicht selbst produzieren kann, sollten Sie täglich mit der Nahrung genügend Jod zu sich nehmen. Jodsalz kann dabei eine wichtige Hilfe sein.

43

Wieviel Jodsalz soll ein Mensch täglich zu sich nehmen?

Säuglinge:	50–80 Mikrogramm Jod
Kinder bis zum Alter von 9 Jahren:	100–140 Mikrogramm Jod
Ältere Kinder, Jugendliche und Erwachsene:	180–200 Mikrogramm Jod
Schwangere und stillende Frauen:	230–260 Mikrogramm Jod

Unser Essen enthält zuwenig Jod. Deswegen ist es schwer, den Jodbedarf allein aus der Nahrung zu decken. Greifen Sie zu jodiertem Speisesalz, oder besorgen Sie sich Jodpräparate aus Ihrer Apotheke.

sich nun zum Teil in den Ozeanen. Einige Meereslebewesen wie Algen, Tang, Korallen und Schwämme reichern zusätzlich Jod an.

Die meisten Nahrungsmittel sind jodarm. Seefisch auf dem Speisezettel führt dem Körper im Durchschnitt lediglich 33 Mikrogramm Jod täglich zu. Auch die steigende Verwendung von jodiertem Kochsalz in den Privathaushalten kann den Jodbedarf nicht vollständig abdecken. So nehmen in Deutschland Kinder immer noch nur etwa 30 bis 40 Mikrogramm und Erwachsene etwa 70 bis 80 Mikrogramm Jod auf – je nach Lebensalter fehlen also 100 bis 170 Mikrogramm Jod täglich in unserer Nahrung!

Jodmangel kann eine Überfunktion der Schilddrüse auslösen, zur Bildung eines Kropfes sowie zu Entwicklungs- und Wachstumsstörungen bei Kindern führen. Ein besonderes Risiko stellt Jodmangel für schwangere Frauen und stillende Mütter dar.

Jodprophylaxe

Im übrigen herrscht heute in West- und in Ostdeutschland gleichermaßen Jodmangel. Die in der ehemaligen DDR bestehende Jodprophylaxe wurde nach der Wiedervereinigung abgeschafft, weshalb nun auch im Osten Deutschlands ein entsprechend großer Jodmangel zu verzeichnen ist!

Kropf – Volkskrankheit Nummer zwei

Nach Karies ist die Kropferkrankung in Deutschland die zweithäufigste Krankheit. Besteht Jodmangel über einen längeren Zeitraum, so reagiert die Schilddrüse auf das benötigte, aber fehlende Jod mit einer krankhaften Vergrößerung des Schilddrüsengewebes – ein Kropf (Jodmangelkropf), medizinisch als Struma bezeichnet, kann entstehen. Auch wenn die Funktion der Hormonproduktion im Schilddrüsenorgan weiterhin reibungslos verläuft, ist der unschöne Kropf am Hals doch erheblich störend. Er kann bei zunehmender Größe sogar die Luftröhre, die Speiseröhre oder die Halsschlagader einengen.

Die meisten Kröpfe entstehen bis zum 20. Lebensjahr beziehungsweise in Zeiten vermehrten Hormonbedarfs: in der Pubertät, in der Schwangerschaft und während der Wechseljahre.
In Deutschland besitzen ein knappes Viertel aller Mädchen im Alter von 3 bis 15 Jahren sowie bis zur Hälfte aller Jungen und Mädchen in der Pubertät einen jodmangelbedingten Kropf. Fast ein Drittel der erwachsenen Frauen beziehungsweise ein Fünftel der Älteren haben eine Kropferkrankung.

Ein Kropf sieht nicht nur unschön aus, sondern ist auch ein sicheres Zeichen für Jodmangel im Körper. Die Schilddrüse kann dann die lebenswichtigen Schilddrüsenhormone nicht mehr herstellen.

Welche Altersgruppen sind in Deutschland von einer Kropferkrankung betroffen?

Säuglinge	1–6 %	Wehrpflichtige	
Mädchen		Männer	13 %
(3.–15. Lebensjahr)	22 %	Erwachsene Frauen	28 %
Jungen		Erwachsene	
(3.–15. Lebensjahr)	13 %	Männer	15 %
Mädchen (Pubertät)	50 %	Ältere Frauen	
Jungen (Pubertät)	30 %	und Männer	20 %

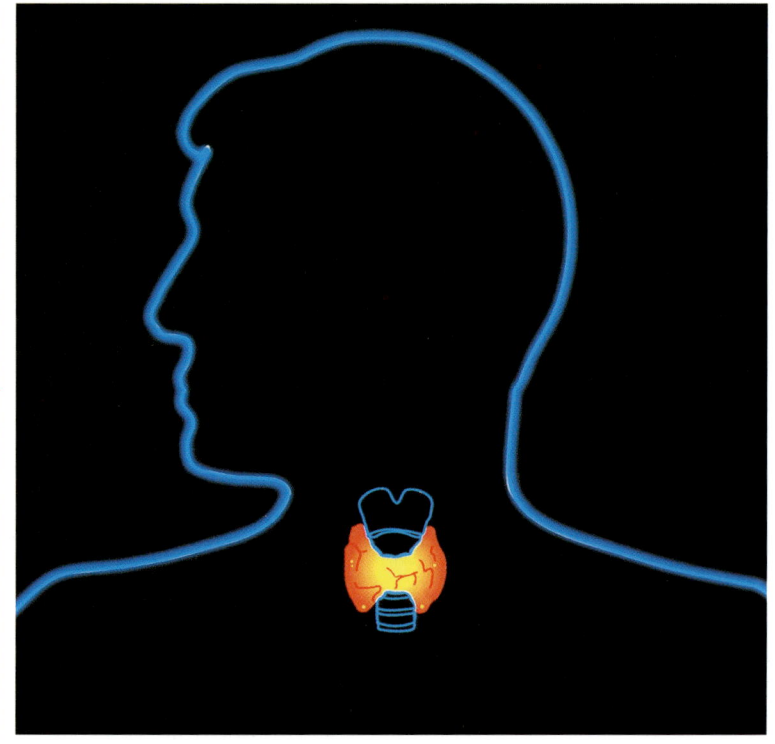

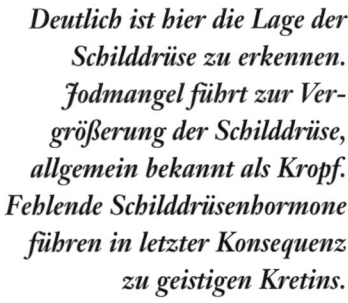

Deutlich ist hier die Lage der Schilddrüse zu erkennen. Jodmangel führt zur Vergrößerung der Schilddrüse, allgemein bekannt als Kropf. Fehlende Schilddrüsenhormone führen in letzter Konsequenz zu geistigen Kretins.

Bei Jodmangel kann darüber hinaus auch die Regulierungsfunktion der Schilddrüse für den Stoffwechsel gestört sein. Jodhaltige Schilddrüsenhormone benötigt der Mensch für seine normale körperliche Entwicklung und geistige Reife. In früheren Zeiten traf man vor allem in alpinen Regionen kleinwüchsige, geistig zurückgebliebene Menschen mit Kröpfen, sogenannte Kretins.

Bei Schilddrüsenhormonmangel beziehungsweise einer Schilddrüsenunterfunktion (Hypothyreose) verlaufen viele Körperfunktionen und das Denken langsamer, Nervosität und Konzentrationsschwäche treten auf. Lern- und Gedächtnisstörungen bei Schulkindern sind nicht ungewöhnlich, die Haut kann trocken und schuppig sein, der Darm ist träge, und man neigt zu Frieren und Erkältungen.

Der Kropf ist immer als ernstzunehmendes Gesundheitsrisiko zu betrachten: Unter anderem können sich sogenannte heiße (überaktive) oder kalte (funktionslose) Gewebeknoten in der Schilddrüse entwickeln.

Die Schilddrüsenüberfunktion (Hyperthyreose) kann durch eine unzureichende Jodversorgung verursacht werden, aber sie wird auch durch ein Jodüberangebot ausgelöst. Betroffene laufen dann in der Regel innerlich und äußerlich auf »Hochtouren«: Das Herz klopft, die Finger zittern, man schwitzt leicht, spricht schnell, macht hastige Bewegungen und handelt vielfach unkontrolliert. Der Appetit ist groß, trotzdem verliert man Gewicht. In Jodmangelgebieten kommt darüber hinaus auch häufiger Schilddrüsenkrebs vor.

Einen eventuell vorhandenen Kropf kann man leicht durch Abtasten des Halses erkennen. Jodmangelbedingte Schilddrüsenerkrankungen lassen sich jedoch exakter mit Hilfe einer Ultraschalluntersuchung oder durch schwach radioaktive (szintigraphische) Meßmethoden feststellen. Oft können Jodid- oder Schilddrüsenhormontabletten das weitere Kropfwachstum bremsen. Der Erfolg der Behandlung wird durch häufige Kontrolluntersuchungen der Schilddrüse gesichert. Bei Kindern reichen meistens Jodidtabletten aus, um die Vergrößerung der Schilddrüse rückgängig zu machen.

Ist die Schilddrüse infolge Jodmangels erst einmal vergrößert, so müssen Jod und Schilddrüsenhormone in Tablettenform eingenommen werden. Ausreichende Jodversorgung hindert den Kropf dann am weiteren Wachstum.

Wie kann man eine Schilddrüsenerkrankung feststellen?

- Fragen Sie zunächst Ihren Hausarzt, ob eine Schilddrüsenerkrankung bei Ihnen mit oder ohne Jodmangel überhaupt zur Diskussion steht.

- Auf Drüsenerkrankungen spezialisierte Ärzte (Endokrinologen, Nuklearmediziner und Internisten) können eine Schilddrüsenerkrankung durch Jodmangel schnell und sicher erkennen. Eine Behandlung sollte in jedem Fall in den Händen solcher erfahrenen Ärzte liegen.

**Durch Abtasten des Halses
oder mit Hilfe einer
Ultraschalluntersuchung
kann der Arzt einen Kropf
leicht und sicher
diagnostizieren.
Ist die Vergrößerung der
Schilddrüse schon zu weit
fortgeschritten, so muß
operiert werden.**

Allerdings können auch jodhaltige Arzneimittel, Röntgen-
kontrastmittel und bestimmte Desinfektionsmittel unter
Umständen zu einer jodbedingten Schilddrüsenüberfunktion
beitragen.

Operationen an der Schilddrüse stehen in Deutschland hin-
ter Blinddarm und Leistenbruch an dritter Stelle – das sind
etwa 90 000 Schilddrüsenoperationen pro Jahr! Die Diagno-
se und Behandlung von Schilddrüsenerkrankungen sowie
Arbeitsausfalls- und Rehabilitationsmaßnahmen verschlin-
gen in Deutschland mehr als zwei Milliarden Mark jährlich.
Diese Zahl unterstreicht zusätzlich die große Bedeutung einer wirksamen Jodsalz-Prophylaxe.

Jod in der Ernährung

Um Jodmangel zu bekämpfen, ist als Trägermedium ein
Lebensmittel, das allgemein verwendet wird und das jeder
braucht, am geeignetsten: Salz. Man wählte zu diesem
Zweck das Kochsalz aus, das praktisch in jedem Haushalt
vorhanden ist.

Jodgehalt in Seefischen

Fischart	Jod pro 100 g Fisch in Mikrogramm (µg)	Fischart	Jod pro 100 g Fisch in Mikrogramm (µg)
Rotbarsch (frisch)	124,5	Heilbutt	52,0
Makrele (frisch)	102,0	Krabben (frisch)	34,1
Kabeljau	100,0	Krabben (Dose)	6,5
Schellfisch (frisch)	89,0	Scholle (frisch)	28,1
Schellfisch (gekocht)	74,0	Rotbarsch (geräuchert)	18,3
Hering (frisch)	66,5	Scholle (gebraten)	10,5
Bismarckhering	5,7	Miesmuscheln (Dose)	5,2
Rotbarsch (gekocht)	65,0		

In welchen Lebensmitteln befindet sich Jod?

- Seefische und Meeresfrüchte enthalten am meisten Jod. Beim Kochen geht jedoch mehr verloren als beim Braten. Auch bei der Konservierung entstehen hohe Jodverluste. Bevorzugen Sie frischen oder tiefgekühlten Fisch!
- Milch und Milchprodukte wie Quark und Käse enthalten außer Jod noch weitere wichtige Nährstoffe, wobei eher fettarme Milchprodukte empfohlen werden können. Allerdings ist der Jodgehalt wesentlich niedriger als bei Fisch – man müßte 3 Liter Milch trinken, um 100 Mikrogramm Jod aufzunehmen.
- Jod ist in jodiertem Kochsalz enthalten; dieses sollte im Haushalt ausschließlich verwendet werden. Kombiniertes Jod-Fluor-Salz schützt zusätzlich vor Karies.
- Jod kann auch in Form von ärztlich verordneten Jodidtabletten zugeführt werden. Dies betrifft in der Regel Risikogruppen wie Schwangere und Stillende. Bei richtiger Dosierung sind keine Nebenwirkungen zu befürchten, eine Überdosierung führt jedoch zur Schilddrüsenüberfunktion. Jodidtabletten gehören zu den medizinisch sichersten Präventivmaßnahmen und kosten pro Tag nur 8 bis 16 Pfennige.
- Menschen, die sich mit einer ärztlich verordneten Kochsalzbeschränkung ernähren müssen, können mit Jod angereicherte Kochsalzersatzpräparate benutzen. Fragen Sie in Ihrer Apotheke!

Sorgen Sie in erster Linie dafür, daß Sie für Ihre Ernährung genügend jodhaltige Lebensmittel und ausschließlich Jodsalz im Haushalt verwenden.

Jodiertes Kochsalz

Jodiertes Kochsalz ist ein Speisesalz, dem unter kontrollierten Bedingungen bei sorgfaltiger Überwachung 20 Milligramm Jod (als Kaliumjodat) pro Kilogramm Kochsalz zugesetzt werden.

Nimmt man täglich 5 Gramm jodiertes Kochsalz mit der Nahrung auf, entspricht dies einer Jodaufnahme von durchschnittlich 100 Mikrogramm. Sind die Bedingungen günstig, kann man zusammen mit der Jodzufuhr aus der Nahrung seinen notwendigen täglichen Jodbedarf decken. Jodiertes Kochsalz sieht aus wie »normales« Kochsalz und schmeckt genauso salzig.

Was können Sie selbst gegen Jodmangel unternehmen?

- Kaufen Sie bevorzugt Lebensmittel, die mit Jodsalz hergestellt wurden! Wo Jodsalz drin ist, steht es auch drauf!
- Fragen Sie den Bäcker, den Metzger oder in den Supermärkten sowie in der Kantine oder in Restaurants, ob jodiertes Kochsalz verwendet wird!
- Achten Sie darauf, ob Sie in den Geschäften folgenden Hinweis finden: »Dieser Betrieb arbeitet mit Jodsalz.« Seien Sie hartnäckig, und machen Sie Ihre Umgebung auf das Jodmangelproblem aufmerksam!
- Entwickeln Sie Eigeninitiative, und fragen Sie stetig nach, ob in den Produkten, die Sie konsumieren, Jodsalz enthalten ist!

Obwohl in den letzten Jahren in den Privathaushalten der Verbrauch von Jodsalz stetig angestiegen ist, genügt dies immer noch nicht, um einen optimalen Schutz vor Schilddrüsenerkrankungen zu gewährleisten: Das meiste Salz, das wir konsumieren – nämlich 70 bis 80 % –, »versteckt« sich in fertigen Lebensmitteln. Nur dann, wenn die Hersteller von Brot- und Backwaren sowie von Fleisch- und Wurstwaren konsequent Jodsalz einsetzen, kann Jodmangel in Deutschland auf Dauer wirksam bekämpft werden.

Da die Verwendung von Jodsalz jedoch freiwillig ist, bedarf es wohl noch mancher Aufklärungsarbeit.

Zuviel Jod kann für den Körper schädlich sein. Jedoch ist in Deutschland die Jodversorgung derart mangelhaft – beziehungsweise lebensnotwendiges Jod fehlt ganz –, daß es kaum zu einem Jodüberschuß kommen kann.

Jodsalz ist völlig risikolos und gesundheitlich unbedenklich. Erst wenn täglich mehr als 300 Mikrogramm Jod konsumiert werden, kommt es bei Patienten mit Kropf und »heißen« Knoten in der Schilddrüse zu Stoffwechselveränderungen. Für Kinder und Jugendliche ist jodiertes Speisesalz in jedem Fall unbedenklich und sollte in ausreichendem Maße dem Essen zugegeben werden.

Jodmangel bei Schwangeren und Stillenden

Besonders schlimme Folgen kann ein Jodmangel bei Schwangeren und stillenden Müttern haben. Denn das Kind im Mutterleib besitzt ebenfalls eine Schilddrüse, die mit ausreichend Jod versorgt werden muß. Ist in der mütterlichen Nahrung zuwenig verwertbares Jod vorhanden, so kann das Baby bereits mit einem Kropf geboren werden. Besteht Jodmangel bei dem Säugling, können das Wachstum und die Knochenreifung zurückbleiben, die geistige Entwicklung verzögert sich. Die Säuglinge sind dann auffallend ruhig, Atmung und Schluckvorgang können behindert sein, und die Kinder trinken schlecht.

Um eine ausreichende Jodversorgung von Mutter und Kind zu gewährleisten, sollten während der Schwangerschaft täglich mindestens 200 Mikrogramm Jod in Tablettenform eingenommen werden. In der Küche sollte ausschließlich jodiertes Speisesalz verwendet werden. Die Gefahr einer zu hohen Jodaufnahme besteht nicht!

Werden während der Schwangerschaft Funktionsstörungen der Schilddrüse mit Hormonen behandelt, bedeutet dies kein Gesundheitsrisiko für Mutter und Kind. Schilddrüsenhormone gehen auch nicht während des Stillens in die Muttermilch über. Darüber hinaus vertragen sich Schilddrüsenhormone mit den Östrogenen der Antibabypille.

Schwangere müssen sowohl den eigenen Jodbedarf als auch den ihres Kindes decken. Deshalb sollten Sie als Schwangere stets zusätzliches Jod in Tablettenform einnehmen. Bei Jodmangel droht Ihrem Kind nicht nur ein Kropf, sondern es drohen auch schwere Entwicklungsstörungen. Ihr Apotheker berät Sie gerne.

Wie sollten sich Schwangere und stillende Mütter ernähren, um Jodmangel vorzubeugen?

- Täglich Tabletten mit 200 Mikrogramm Jodid einnehmen
- Nur jodiertes Speisesalz beziehungsweise Jod-Fluor-Salz im Haushalt verwenden
- Häufig Seefisch auf den Speiseplan setzen und viel Milch trinken
- Nur Lebensmittel verwenden, die mit jodiertem Salz hergestellt wurden

Mineral- und Heilwässer

Mineralsalze zum Trinken

Der salzhaltige Heiltrank: Ob natriumarm, mit viel, wenig oder ohne Kohlensäure – Mineralwasser gibt es heute in allen möglichen Formen. Seine altbekannte Heilkraft beruht im wesentlichen auf den lebenswichtigen Mineralstoffen. Für jeden Geschmack ist das richtige Wasser dabei.

Salz befindet sich in unterschiedlicher Menge als Natrium- und Chlorid-Ionen gelöst in Mineral- und Heilwässern. Mineralwasser enthält viele lebenswichtige Mineralstoffe beziehungsweise Spurenelemente und kann ebenso wie Heilwasser wesentlich zur Gesundheit beitragen – insbesondere dann, wenn Probleme mit der Verdauung bestehen.

Die Heilkraft des mineralischen Wassers, das in Quellen aus dem Erdinneren zutage tritt, war schon in der Antike bekannt. Vor allem in Griechenland und in Rom wurde von Trinkkuren ausgiebig Gebrauch gemacht. Auch im Mittelalter und in der Renaissance kannte man die Kur mit Heilwasser. Aber erst mit dem Aufschwung Ende des 18. und im 19. Jahrhundert kam die Trinkkur wieder in Mode.

Heute werden jeden Tag etwa 0,2 Liter Mineralwasser pro Kopf getrunken – der Mineralwasserverbrauch hat sich somit seit 1970 versiebenfacht! Es gibt circa 400 Sorten Mineralwasser, 65 verschiedene Heilwässer und mehrere Quell- und Tafelwässer. Zusätzlich werden zahlreiche ausländische Mineralwassermarken, vielfach mit wenig oder ohne Kohlensäure, angeboten. Der in diesen Wässern gelöste Anteil an Mineralsalzen ist unterschiedlich hoch: Er liegt zwischen wenigen Milligramm und mehr als einem Gramm. Wie hoch die Anteile von gelöstem Natrium und Chlorid sind, ist vor allem für kochsalzempfindliche Personen, aber auch für die Herstellung von Babynahrung wichtig.

Mineralwasser

Als »natürliches Mineralwasser« darf nur Wasser bezeichnet werden, das aus einer unterirdischen, natürlichen oder künstlich erschlossenen Quelle stammt, die nicht verunreinigt ist. Mineralwasser muß frei sein von Stoffen nichtnatürlichen Ursprungs und durch die enthaltenen Mineralien, Spurenelemente und sonstigen Bestandteile ernährungsphysiologisch wirksam. Die inhaltliche Zusammensetzung des Mineralwassers muß im wesentlichen konstant bleiben. Mineralwasser ist Regenwasser, das vor Tausenden von Jahren auf die Erde fiel, im Boden versickerte und immer tiefer durch verschiedene Gesteinsschichten absank. Dabei wurde es mit verschiedenen Mineralien angereichert. Wieviel Kochsalz ein Mineralwasser besitzt, können Sie mit folgender Faustregel bestimmen:
Natriumchlorid-Gehalt = Chlorid-Gehalt mal 1,66.

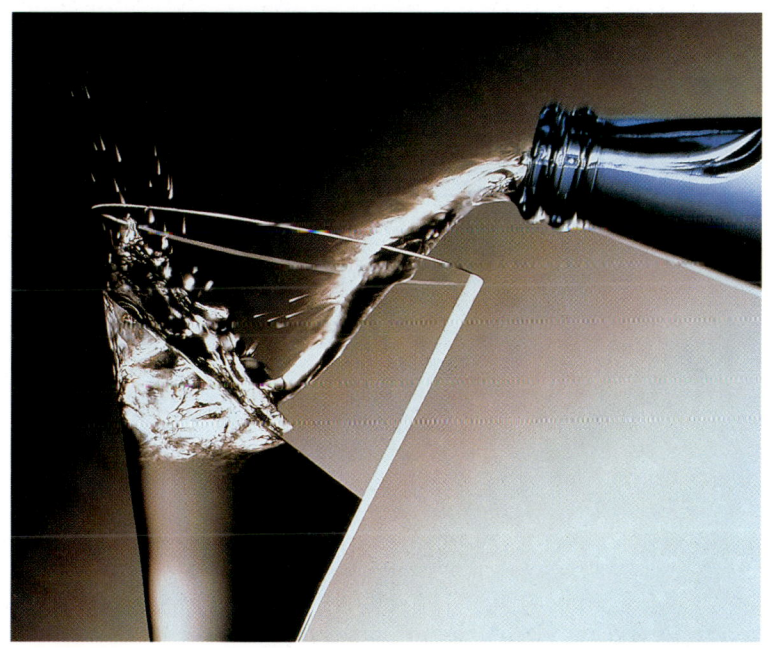

Mineralwasser ist gesund, macht weder betrunken noch dick, und es ist total »trendy«. Kein Wunder, daß sich der Absatz seit 1970 versiebenfacht hat. Mineralwasser, das ist Genuß ohne Reue!

**»Zu Risiken und Neben-
wirkungen lesen Sie die
Packungsbeilage, und
fragen Sie Ihren Arzt oder
Apotheker!« – Obwohl
diese Empfehlung bei
Heilwasser vielleicht
übertrieben wirkt, hat sie
doch ihre Berechtigung.
Heilwasser gilt im Unter-
schied zu Mineralwasser
als Arzneimittel und muß
deshalb auch zugelassen
sein.**

Mit Mineralwasser nimmt man im Gegensatz zu anderen Lebensmitteln (wie zum Beispiel Brot) wesentlich weniger Kochsalz auf. Nach ernährungswissenschaftlichen und medizinischen Erkenntnissen ist Mineralwasser das am besten geeignete Getränk zur täglichen gesundheitsbewußten Flüssigkeitszufuhr. Mineralwasser enthält keine Kalorien und versorgt uns auf natürliche Weise mit lebenswichtigen Mineralstoffen.

Heilwasser

Heilwässer sind im Gegensatz zu Mineral-, Tafel- und Quellwässern keine Lebensmittel, sondern Arzneimittel, die zur Behandlung oder Linderung von Krankheiten nach dem Arzneimittelgesetz zugelassen sein müssen.
Daß Heilwässer auch den angegebenen Heilzwecken dienen, muß nachgewiesen sein. Ihre Qualitätsvorgaben werden durch die Vorschriften des Deutschen Bäderverbandes geregelt.
Heilwässer sind nicht unbedingt besser als übliche Mineralwässer – viele könnte man auch als Mineralwässer mit Arzneimittelzulassung bezeichnen. Heilwasserkuren normalisieren körpereigene Stoffwechselvorgänge (vor allem der Verdauungsorgane sowie der ableitenden Harnwege) und sind zur Rehabilitation und zur Beschleunigung der Genesung geeignete Mittel.

Welche Voraussetzungen müssen Heilwässer erfüllen?

- Minimum: 1 Gramm Mineralstoffe pro Liter
- Besonders hoher Anteil wirksamer Bestandteile (zum Beispiel Natrium-chlorid, Schwefel, Jod) mit spezifischer Heilwirkung
- Thermalquellen mit mehr als 20° C
- Andere Heileffekte

Quellwasser

Quellwasser stammt ebenfalls aus unterirdischen Wasservorkommen, besitzt im Gegensatz zu Mineralwasser jedoch meist wesentlich weniger Mineralstoffe und Spurenelemente ohne ernährungsphysiologische Bedeutung.
Quellwasser wird wie das Mineralwasser mikrobiologisch kontrolliert und abgefüllt. Eine ursprüngliche Reinheit ist nicht vonnöten und die amtliche Anerkennung oder Nutzungsgenehmigung nicht notwendig. Quellwasser darf nur in Originalflaschen oder Dosen verkauft werden.

Tafelwasser

Tafelwasser ist eine Mischung aus Trinkwasser und natürlichem Mineralwasser, wobei genau festgelegte Zusatzstoffe beigefügt werden dürfen:

- Natürliches Salzwasser (sogenannte Natursole) oder mit Mineralsalzen und Kohlendioxid angereichertes natürliches Mineralwasser
- Meerwasser beziehungsweise keimfreies salziges Meerestiefenwasser (der Meerwasseranteil muß genannt sein)
- Mineralsalze wie Natriumchlorid, Kalziumchlorid oder Natriumhydrogenkarbonat (zum Beispiel Sodawasser).

Tafelwässer dürfen auch in Container und Tankwagen abgefüllt werden – in der Gaststätte fließen sie dann aus dem Zapfhahn.
Ein Qualitätsvergleich zwischen Tafel- und Mineralwasser ist nicht möglich, da man durch die unterschiedliche vorgeschriebene Etikettierung die Menge der Inhaltsstoffe nicht vergleichen kann. Ob Tafelwasser für eine bestimmte Diät empfehlenswert ist, läßt sich deshalb nicht erkennen. Man sollte es nach Geschmack auswählen.

Trinken Sie sich gesund! Mineral- und Heilwasser gelten unbestritten als beste Getränke zur Deckung des täglichen Flüssigkeitsbedarfs. Sie enthalten wertvolle Mineralien, aber keinen Zucker und machen deshalb nicht dick.

Salze in Mineral- und Heilwässern

Mineral- und Heilwässer enthalten sowohl Mengen- als auch Spurenelemente. Letztere wie beispielsweise Fluor, Jod, Mangan oder Eisen liegen nur in allerkleinsten Mengen vor. Diese Spurenelemente sind zum Funktionieren Ihres Enzymsystems von zentraler Bedeutung.

In Mineral- und Heilwässern sind für den Aufbau und die regelrechte Funktion des Körpers notwendige Mineralstoffe und Spurenelemente enthalten. Man unterscheidet hierbei sogenannte Mengenelemente, von denen mehr als 50 Milligramm pro Kilogramm Körpergewicht vorhanden sind (Natrium, Chlorid, Kalium, Kalzium, Magnesium, Phosphor), und sogenannte Spurenelemente, die in nur geringen Mengen vorliegen (wie Fluor, Jod, Mangan, Eisen). Mineralien befinden sich im Mineralwasser als gelöste Stoffe und können deshalb vom Körper besonders gut aufgenommen werden.

Entsprechend den Kennzeichnungsvorschriften gibt es natürliche Mineralwässer mit bestimmter Zusammensetzung (zum Beispiel schwefel-, eisen-, kalkhaltig) oder für besondere Verwendung (zum Beispiel bei Bluthochdruck oder für Säuglinge).

In bezug auf die Salzbestandteile Natrium und Chlorid unterscheidet man folgende Arten von Mineral- und Heilwässern:

- Natriumhaltiges Mineral- oder Heilwasser: mehr als 200 Milligramm Natrium pro Liter
- Chloridhaltiges Mineral- oder Heilwasser: mehr als 200 Milligramm Chlorid pro Liter.

Zur Zubereitung von Säuglingsnahrung darf pro Liter Mineral- oder Heilwasser nicht mehr als 20 Milligramm Natrium enthalten sein. Darüber hinaus muß der Anteil an Nitrat unter 10 Milligramm, an Nitrit unter 0,02 Milligramm, an Fluorid unter 1,5 Milligramm und an Sulfat unter 240 Milligramm liegen. Zur natriumarmen Diät geeignetes Mineral- oder Heilwasser darf eine Menge von 20 Milligramm Natrium pro Liter nicht überschreiten.

Welches Mineralwasser ist am besten? Auf diese Frage gibt es keine eindeutige Antwort. Abhängig von der individuellen Situation und Lebensweise kann ein je anders zusammengesetztes Mineralwasser sinnvoll sein. Jedes Mineralwasser ist nicht unbedingt für jeden Zweck geeignet.

Natrium-, Chlor- und Bikarbonatgehalt in Mineralwässern (in Milligramm pro Kilogramm Wasser)							
Mineralwasser	Natrium	Chlor	Bikarbonat	Mineralwasser	Natrium	Chlor	Bikarbonat
NATRIUMARME MINERALWÄSSER				Göppinger Christophsquelle	332	32	2006
Vittel	4	8	405	Selters	366	340	1180
Contrex	6	8	384	Apollinaris	460	160	1660
Volvic	9	8	73	Christinen			
Perrier	9	21	405	Brunnen	468	365	525
Wildunger Reinhardtsquelle	16	17	771				
Steinsieker Stille Quelle	19	40	230	**HEILWÄSSER**			
Johannis Quell	96	74	450	Brohler Classic	590	288	1750
Gerolsteiner Sprudel	128	44	1680	Staatlich Fachinger	602	150	1950
Neuselters Mineralbrunnen	148	131	650	Brohler Sprudel	631	322	1905
Wildsberg Mineralbrunnen	160	80	1460	Wildunger Helenquelle	724	608	3068
				Hubertus Sprudel	728	380	1850
				Heppinger Heilwasser	856	245	2891
NATRIUM- UND/ODER CHLORIDHALTIGE MINERALWÄSSER				Überkinger Quelle	980	85	1410
				Staatlich Selters	1030	1090	1381
Hassia Sprudel	227	132	1192	Überkinger	1040	88	1400
Augusta Victoria Quelle	291	345	950	Nürtinger Heinrichsquelle	3382	446	3260

Ob bei starkem Schwitzen, bei Magenverstimmungen oder nach Alkohol-exzessen: Für jeden Zweck ist ein anderes Mineral-wasser besonders geeignet, je nach seinem Gehalt an Mineralstoffen und Kohlensäure. Wählen Sie nach Lust und Laune aus dem riesigen Angebot Ihre persönlichen Favoriten!

Mineralwasser für Genießer

Sucht man einfach ein gesundes kalorienarmes Getränk, um den Durst zu löschen, so ist ein Mineralwasser mit einem Anteil von mindestens 1000 Milligramm (= 1 Gramm) Mineralstoffen sinnvoll.

Leichte Mineralwässer mit weniger als 1 Gramm Mineralgehalt sind vor allem wegen ihrer Geschmacksneutralität zum Essen zu empfehlen. Entstehen größere Wasser- und Salzverluste beispielsweise durch Schwitzen bei starker Hitze oder im Sport, sollte ein stärkeres Mineralwasser mit 2 bis 5 Gramm Mineralstoffen getrunken werden. Mit diesem sollten Sie auch den »Brand« von der Zechtour am Abend vorher löschen.

Für den empfindlichen Magen ist ein »stilles« Mineralwasser mit wenig Kohlensäure besser. Nicht zuletzt kann auch der für Sie angenehme Geschmack für die Wahl eines Mineralwassers ausschlaggebend sein.

Mineralwasser für Säuglinge

Für die Zubereitung von Säuglingsnahrung ist neben dem Salzgehalt des Wassers vor allem der Gehalt an Nitrat von großer Bedeutung. Dieses stammt häufig aus Düngemitteln, die ins Grundwasser gelangt sind. Nitrat wird durch bestimmte Bakterien in Nitrit umgewandelt, das sehr giftig ist und besonders bei Säuglingen den Sauerstofftransport im Blut stören kann.

Nitrat kommt im Boden selbst, in Lebensmitteln und im Wasser vor. Mineralwässer sind jedoch nur selten damit belastet. Dennoch ist es wichtig, bei der Verwendung von Mineralwässern über deren Nitratgehalt Bescheid zu wissen. Nach der Trinkwasserverordnung sind bis zu 50 Milligramm Nitrat pro Liter erlaubt. Bei Mineralwässern gilt ein oberer Grenzwert von 25 Milligramm Nitrat pro Liter.

Für Säuglingsnahrung ist der Höchstwert an Nitrat 20 Milligramm und an Nitrit 0,02 Milligramm pro Liter. Auch der Mineralsalzgehalt des Mineralwassers ist beschränkt: Maximale Grenzwerte sind 20 Milligramm Natrium, 1,5 Milligramm Fluorid und 240 Milligramm Sulfat. Darüber hinaus ist auch der Mangangehalt auf 0,2 Milligramm pro Liter beschränkt, und die Radioaktivität sollte nicht mehr als 70 Becquerel Radium 226 pro Liter betragen.

Gerade Säuglinge sind gegenüber kochsalzreicher beziehungsweise natriumchloridreicher Nahrung sehr empfindlich. Wenn schon in frühester Jugend die Kochsalzzufuhr auf das Nötigste begrenzt wird, tritt später seltener eine erbliche Veranlagung für Herz-Kreislauf-Erkrankungen zutage – eine mögliche Kochsalzempfindlichkeit wird dadurch nicht provoziert.

Bei der Abfüllung in Plastikflaschen und bei kohlensäurearmem Mineralwasser ist ein Befall mit Bakterien und anderen Keimen leichter möglich – denn Kohlensäure wirkt keimhemmend! Wird »stilles« Mineralwasser zur Nahrungszubereitung verwendet, sollte das Wasser unmittelbar vorher abgekocht werden. Die Flasche ist sofort zu verschließen und muß im Kühlschrank aufbewahrt werden!

Achten Sie bei der Auswahl eines Mineralwassers auch auf den Gehalt an selteneren Mineralstoffen wie Fluorid, Sulfat, Mangan und vor allem Nitrat, das in größeren Mengen besonders für Säuglinge gefährlich ist.

Mineralwasser für Sportler

Für die Sportlerin und den Sportler ist ein ausgeglichener Wasser- und Mineralstoffhaushalt des Körpers besonders wichtig. Natürlich sollte auch die Ernährung vollwertig und bedarfsangepaßt sein, beziehungsweise die Nahrungsmittel sollten schonend zubereitet und sinnvoll zusammengestellt werden. Nach Ausdauersport müssen dem Körper wieder ausreichend Flüssigkeit und die benötigten Mineralstoffe zugeführt werden.

Wenn Sie nach starker körperlicher Belastung Muskelkrämpfe oder gar Schwindelanfälle bekommen, so ist dies meist ein Zeichen für starken Flüssigkeits- und Elektrolytverlust. Nehmen Sie deshalb zum Sport immer eine große Flasche Mineralwasser mit!

Bei jeder Muskelaktivität, die mit Schwitzen verbunden ist, gehen Flüssigkeit und Mineralstoffe verloren – Schweiß schmeckt salzig! Diese Verluste müssen in jedem Fall ausgeglichen werden. Flüssigkeitsverluste von 1 bis 1,5 Litern vermindern deutlich die Dauerbelastbarkeit. Besonders Sportarten wie Squash, Joggen und Radfahren, die hohe Ansprüche an die Leistungsfähigkeit und Ausdauer des Sportlers stellen, führen oft zu großen Flüssigkeitsverlusten durch Schwitzen. Im »Eifer des Gefechts« registriert man das eigene Durstgefühl nicht und denkt auch gar nicht daran, etwas zu trinken. Durch die fehlenden Mineralstoffe kann die Funktion der Muskeln gestört werden, man ermüdet schneller, und Schwindel oder Muskelkrämpfe stellen sich rascher ein. So kann es mitunter auch zu Sportunfällen kommen, meist durch nachlassende Konzentration und vermindertes Reaktionsvermögen.

Vorsicht bei den sogenannten Mineraldrinks!

Deren Zusammensetzung ist so unterschiedlich, daß sie im Einzelfall eher ungeeignet sind. Außerdem sollte man sie allenfalls bei sehr hoher körperlicher Beanspruchung oder bei ungenügender Mineralstoffversorgung einsetzen. Freizeitsportler brauchen solche »Powerdrinks« nicht, und Leistungssportler mischen sich ihren preisgünstigeren, individuell angepaßten Trank selbst – aus Früchtetee mit Salz und Malzzucker oder aus Mineralwasser mit Obst- oder Gemüsesaft.

Mineralwasser-Tips für Sportler

- Bevorzugen Sie Mineralwasser mit wenig oder gar keiner Kohlensäure – Sie können dann größere Mengen trinken.
- Empfehlenswerte »Powerdrinks« sind Mischungen aus Mineralwässern und Obst- oder Gemüsesäften im Verhältnis 1:3 bis 1:5.
- Freizeit- und Leistungssportler sollten salzhaltige Mineralwässer mit mehr als 100 Milligramm Magnesium pro Liter bevorzugen – das fördert die Leistungsfähigkeit.
- Trinken Sie während einer Dauerbelastung und unmittelbar danach Mineralwasser immer in kleinen, nicht zu kalten Schlucken.

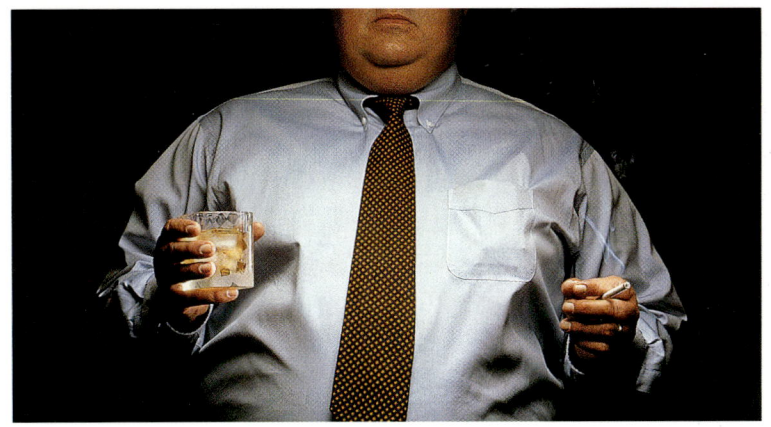

Mineralwasser für Hypertoniker

Bluthochdruck oder Hypertonie ist heute eine der wichtigsten und häufigsten Risikofaktoren für Herz und Gefäße. Die Hochdruckerkrankung entsteht durch die Kombination vieler krank machender Einflüsse und eine gewisse erbliche Veranlagung.

Bewegungsmangel, Zigaretten, hoher Alkoholkonsum und Übergewicht spielen sicherlich eine Hauptrolle. Falsche Ernährung mit zuviel Fett und Kochsalz kann ebenfalls zur Auslösung von Bluthochdruck beitragen. Zuviel Salz verursacht zwar keine Hypertonie, bei kochsalzempfindlichen Menschen erhöht sich jedoch dadurch das Hochdruckrisiko. Auch Mineralwässer enthalten Kochsalz (Natriumchlorid) – und zwar in gelöster Form und in sehr unterschiedlichem Umfang. Besonders gekennzeichnet als »geeignet für natriumarme Ernährung« werden Mineralwässer mit einem Natriumanteil von weniger als 20 Milligramm Natrium pro Liter. Außerdem hat eine Ernährung, die größere Mengen an Kalium, Calcium und Magnesium einschließt, blutdrucksenkende Effckte. Diese Mineralstoffe sind vorzugsweise in Milch, Milchprodukten, in Gemüse und Früchten sowie Mineralwässern vorhanden.

Bluthochdruck: Neben der genetischen Veranlagung spielen folgende Risikofaktoren eine wichtige Rolle bei der Entstehung von Hypertonie (Bluthochdruck): Bewegungsmangel, zuviel Zigaretten und Alkohol, Übergewicht sowie zuviel Fett und Salz in der Nahrung.

Zugelassene natriumhaltige Heilwässer

MARKE	ART	WERTE
Adelheid-Quelle	Natrium-Hydrogenkarbonat-Säuerling	Natrium: 973 mg/l Chlorid: 117 mg/l Kohlendioxid: 1940 mg/l
Bad Mergentheimer Albert-Quelle	Natrium-Chlorid-Sulfat-Wasser (Sole)	Natrium: 12 800 mg/l Chlorid: 16 415 mg/l
Bad Mergentheimer Karls-Quelle	Natrium-Chlorid-Sulfat-Wasser	Natrium: 4360 mg/l Chlorid: 5730 mg/l
Bad Wildunger Helenenquelle	Natrium-Magnesium-Kalzium-Hydrogenkarbonat-Chlorid-Säuerling	Natrium: 724 mg/l Chlorid: 608 mg/l Kohlendioxid: 2041 mg/l
Bad Windsheimer St.-Kiliani-Heilquelle	Natrium-Kalzium-Chlorid-Sulfat-Wasser	Natrium: 1055 mg/l Chlorid: 1144 mg/l
Birresborner Adonis-Quelle	Natrium-Hydrogenkarbonat-Säuerling	Natrium: 580 mg/l Chlorid: 46 mg/l Kohlendioxid: 4650 mg/l
Biskirchener Karlsprudel	Natrium-Kalzium-Hydrogen-karbonat-Chlorid-Säuerling	Natrium: 805 mg/l Chlorid: 922 mg/l Kohlendioxid: 2640 mg/l
Dunaris, natürliches Heilwasser	Natrium-Magnesium-Hydrogen-karbonat-Säuerling	Natrium: 771 mg/l Chlorid: 58 mg/l Kohlendioxid: 2693 mg/l
Heppinger, natürliches Heilwasser	Natrium-Magnesium-Hydrogen-karbonat-Säuerling	Natrium: 856 mg/l Chlorid: 245 mg/l Kohlendioxid: 3200 mg/l
Kaiser Friedrich Heil-Quelle	Natrium-Hydrogenkarbonat-Chlorid-Wasser	Natrium: 1390 mg/l Chlorid: 755 mg/l
Kur-Selters	Natrium-Chlorid-Hydrogen-karbonat-Säuerling	Natrium: 504 mg/l Chlorid: 506 mg/l Kohlendioxid: 2760 mg/l

Zugelassene natriumhaltige Heilwässer

MARKE	ART	WERTE
Oranien-Quelle	*Natrium-Magnesium-Hydrogen-karbonat-Chlorid-Säuerling*	*Natrium: 923 mg/l* *Chlorid: 518 mg/l* *Kohlendioxid: 2040 mg/l*
Rhenser Heilquelle Kaiser Ruprecht	*Natrium-Hydrogenkarbonat-Chlorid-Sulfat-Säuerling*	*Natrium: 815 mg/l* *Chlorid: 554 mg/l* *Kohlendioxid: 2600 mg/l*
Staatl. Bad Kissinger Bitterwasser	*Magnesium-Natrium-Sulfat-Wasser*	*Natrium: 4690 mg/l* *Chlorid: 3739 mg/l*
Staatl. Bad Kissinger Maxbrunnen	*Natrium-Chlorid-Säuerling*	*Natrium: 2150 mg/l* *Chlorid: 3328 mg/l* *Kohlendioxid: 1788 mg/l*
Staatl. Bad Kissinger Pandur	*Natrium-Chlorid-Hydrogen-karbonat-Säuerling*	*Natrium: 2815 mg/l* *Chlorid: 4389 mg/l* *Kohlendioxid: 1643 mg/l*
Staatl. Bad Kissinger Rakoczy	*Natrium-Chlorid-Säuerling*	*Natrium: 2490 mg/l* *Chlorid: 3850 mg/l* *Kohlendioxid: 1865 mg/l*
Staatl. Fachingen	*Natrium-Hydrogenkarbonat-Säuerling*	*Natrium: 603 mg/l* *Chlorid: 151 mg/l* *Kohlendioxid: 1472 mg/l*
Trajanus Heilquelle, Roisdorf	*Natrium-Chlorid-Hydrogen-karbonat-Säuerling*	*Natrium: 985 mg/l* *Chlorid: 916 mg/l* *Kohlendioxid: 1650 mg/l*
Victoria, Lahnsteiner Heilquelle	*Natrium-Hydrogenkarbonat-Chlorid-Säuerling*	*Natrium: 867 mg/l* *Chlorid: 417 mg/l* *Kohlendioxid: 2870 mg/l*
Zwestener Löwen-Quelle Heilwasser	*Natrium-Kalzium-Chlorid-Hydrogen-karbonat-Wasser*	*Natrium: 606 mg/l* *Chlorid: 880 mg/l* *Kohlendioxid: 626 mg/l*

Quelle: Nach Angaben des Verbandes Deutscher Heilbrunnen e. V., Bad Godesberg

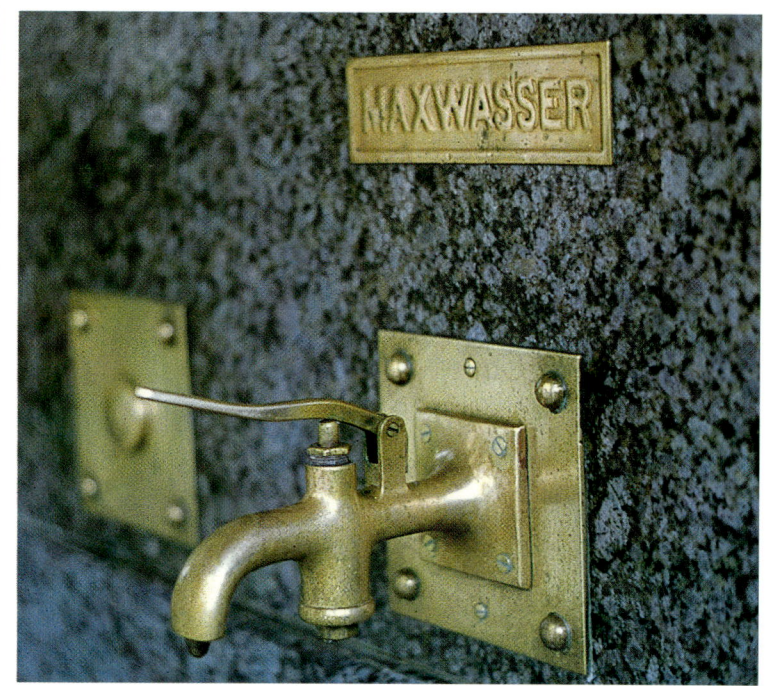

Aus diesem Hahn fließt das natürliche Heilwasser der Heilquelle »Maxwasser« in Bad Kissingen: 1 Liter Wasser enthält 1520 Milligramm Natrium und 2360 Milligramm Chlorid.

Auf die richtige Anwendung kommt es an

Neueste Untersuchungsergebnisse mit Hypertonikern zeigten, daß eine vierwöchige Haustrinkkur mit einem natriumhaltigen Heilwasser – täglich 1,4 Liter Heilwasser mit circa 850 Milligramm Natrium – den Blutdruck wirksam senken kann. Natriumchloridhaltige Mineral- und Heilwässer entfalten offensichtlich bei längerer kurmäßiger Anwendung dauerhafte blutdrucksenkende Effekte.

Auf jeden Fall verursachen Natriumwässer in empfohlener Dosierung weder eine Blutdrucksteigerung noch andere schädliche Wirkungen. Man geht sogar davon aus, daß auch kochsalzempfindliche Patienten natriumchloridhaltige

Heil- und Mineralwässer gefahrlos trinken können. Heil-wassertrinkkuren sind demnach auch für Hochdruckkranke risikolos.

Natriumchlorid-Heilwasser

In Natriumchlorid-Heilwässern sind bei einem Gehalt von 1000 Milligramm Mineralstoffen jeweils mehr als 20 % Natrium und Chlorid enthalten. Für Trinkkuren werden abhängig von der Kochsalzkonzentration sogenannte hypotone, isotone und schwach hypertone Wässer verwendet.

Natriumchlorid-Heilwässer mit mehr als 1,5 % Kochsalzanteil werden als »Sole« bezeichnet und ausschließlich für Bäder und Inhalationen verwendet. Meerwasser – als Tiefenwasser – entspricht der Zusammensetzung nach ebenfalls den Eigenschaften von Natriumchlorid-Heilwässern.

Sole – das sind natriumchloridhaltige Heilwässer mit mehr als 1,5 % Kochsalzanteil.

Natriumchlorid-Heilwasser-Trinkkur

Nur die Kombination von Natrium und Chlorid in Heilwässern führt zu den bekannten medizinisch nachgewiesenen Wirkungen. Für Trinkkuren werden nur schwächer konzentrierte Natriumchlorid-Heilwässer verwendet, da höhere Konzentrationen (2 bis 3 %) zum Erbrechen führen.

Natriumchlorid-Heilwässer beeinflussen Magenbeschwerden, die durch zuviel Magensäure nach Mahlzeiten auftreten, günstig. Werden die Wässer längere Zeit kurmäßig angewendet, können sich Magensekretionsstörungen bessern. Die Magen und Darmmotorik wird durch Natriumchlorid-Heilwässer angeregt. Die Dünndarmpassage kann sich beschleunigen, und im Dickdarm kann ein abführender Effekt ausgelöst werden.

Darüber hinaus wird die Sekretion verdauungsfördernder Säfte aus der Leber und der Bauchspeicheldrüse stimuliert. Nach neuesten Erkenntnissen verbessern Trinkkuren mit Natriumchlorid-Heilwässern die Fließeigenschaften des Blutes dauerhaft. Allgemein günstig oder gesundheitsfördernd wirken diese Heilwässer bei Stoffwechselkrankheiten wie Diabetes mellitus oder Gicht. Wenn eine Trinkkur mit größeren Trinkmengen vorgesehen ist, müssen die Herz-Kreislauf- und die Nierenfunktion ungestört sein. Nicht geeignet sind Trinkkuren bei akuten Magen-Darm-Entzündungen. Höher konzentrierte Natriumchlorid-Heilwässer werden zeitlich begrenzt (vier bis sechs Wochen lang) und schwächer konzentrierte Wässer dauernd kurmäßig eingesetzt:

- Bei Appetit- und Verdauungsstörungen
- Zur unterstützenden Behandlung von Stoffwechselkrankheiten (wie Gicht, Diabetes mellitus)
- Zur unterstützenden Behandlung von Kochsalz- und Flüssigkeitsmangel im Alter.

Wird Natriumchlorid-Heilwasser im Rahmen einer Hauskur verwendet, sollte diese Kur vier bis sechs Wochen dauern. Erhöht man die morgendliche Wasserdosis, steigt auch der umstimmende Effekt der Trinkkur. Trinkkuren kann man bis zu dreimal im Jahr durchführen.

Bei welchen Gesundheitsstörungen sind Trinkkuren mit Natriumchlorid-Heilwässern zu empfehlen?

- Bei Verdauungsstörungen beziehungsweise Oberbauchbeschwerden wie Völlegefühl, saurem Aufstoßen und Sodbrennen
- Bei unklaren funktionellen Störungen der Verdauung im Magen und Dünndarm

- Bei Appetitmangel
- Zur Prognose von Herzschwäche und Stoffwechselstörungen im Alter
- Als Ausgleich von fehlendem Kochsalz und bei Flüssigkeitsmangelzuständen insbesondere im Alter

- Bei Gicht und der Zuckerkrankheit (Diabetes mellitus)
- Als Regulator bei orthostatischen Kreislaufstörungen wie Schwarzwerden vor den Augen beim schnellen Aufstehen

Salzkosmetik

Salz für die Haut- und Körperpflege

Jeder, der einmal im Meer gebadet hat, kann bestätigen, welche erfrischende und wohltuende Wirkung Salzwasser auf der Haut hat. Diese jahrtausendealte Erfahrung wird nicht nur von der Bädermedizin genutzt, sondern Salz fand auch Eingang in spezielle Produkte zur Haut- und Körperpflege sowie zur Behandlung von Hautkrankheiten.

Das Spektrum der Salzkosmetika reicht vom Zahnputzmittel bis zur kompletten Hautpflegeserie. Darüber hinaus werden auch medizinische Kosmetika zur Therapie verschiedener Hautkrankheiten angeboten. Solche Salzheilmittel sind rezeptfrei in Ihrer Apotheke erhältlich und werden zur häuslichen Behandlung chronischer Hauterkrankungen genutzt.

Gesunde Zähne mit Meersalz

In der berühmt-berüchtigten »Dreck-Apotheke« von Paulini aus dem 18. Jahrhundert wurde folgende Rezeptur zur Pflege der Zähne empfohlen: »Nimm des Morgens deinen Urin, und reibe die Zähne mit Salz vermischt damit, lindert nicht allein die Schmerzen, sondern macht auch das abgefallene Fleisch wachsend.« Dieses etwas ungewöhnliche Rezept zeigt, daß Salz auch in der Vergangenheit zur Zahnpflege verwendet wurde.
Modernes Zahnsalz, das Sie in der Apotheke kaufen können (zum Beispiel Merfluan), enthält neben Meersalz noch andere Stoffe wie verschiedene Mineralsalze, Natriumfluorid, Schaumbildner, Kohlensäure und Myrrhe.

TIP:
Salze für Kosmetika:
- *Salz aus Meerwasser gewonnen*
- *Steinsalz aus Quellsole kontinentaler Salzvorkommen*
- *Salz aus dem Toten Meer*

Der Geschmack von Zahnsalz ist markant salzig und durchaus ungewöhnlich, wenn man sonst nur herkömmliche Zahnpasta benutzt. Das Frischegefühl nach dem Zähneputzen ist im Mundraum jedoch deutlicher ausgeprägt.

Die regelmäßige Pflege der Zähne mit meersalzhaltigen Zahnputzmitteln beseitigt bakterielle Zahnbeläge (soge-

Die Werbung bombardiert uns täglich mit neuen Kosmetika für sanfte Haut, geschmeidiges Haar und schöne weiße Zähne. Dabei kennt die Natur für all diese Wünsche ein ganz einfaches Mittel. Schon seit Jahrhunderten wird Salzwasser zur natürlichen Haut-, Körper- und Zahnpflege verwendet. Nutzen Sie die Kräfte der Natur!

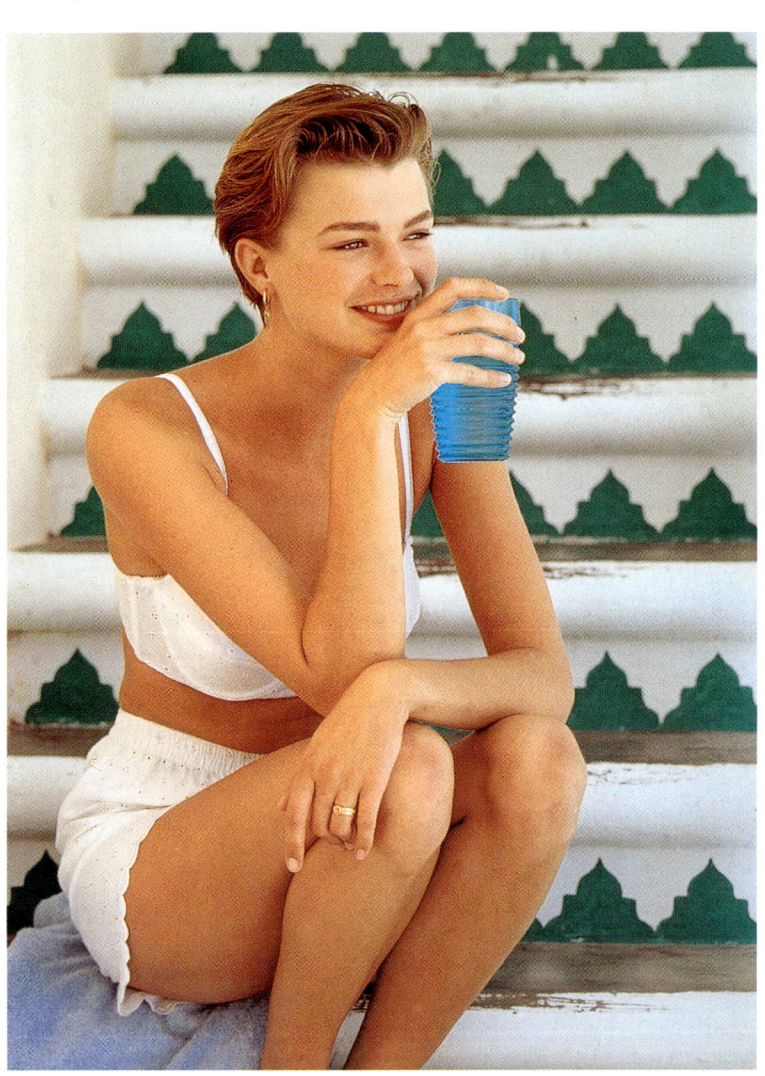

nannte Plaques), und der Zahnschmelz wird remineralisiert, was vor Kariesbefall schützt. Darüber hinaus beugt man Zahnfleischbluten und Parodontose vor. Zahnsalz führt langfristig dazu, daß sich eine Überempfindlichkeit von Zähnen und Zahnhälsen vermindert.

Zahnsalz ist nicht nur preiswerter, sondern auch wesentlich ergiebiger als Zahnpasta – 100 Gramm Zahnsalz reichen weit länger zur täglichen Zahnpflege als Zahnpasta.

Quellsole pflegt die Haut

Natürliche Quellsole und Salz aus natriumchloridhaltigen Quellen von Kurorten wie Bad Salzuflen oder Bad Reichenhall werden auch für Körperpflegeprodukte benutzt. Wie wirkt Quellsole in derartigen Kosmetika?

Quellsole fördert die Durchblutung in den feinsten Hautgefäßen (sogenannte Mikrozirkulation). Durch die Aktivierung der Haut können andere Pflegewirkstoffe wie Vitamine oder Spurenelemente besser in die Haut eindringen. Sie wird gut durchblutet und wirkt frischer.

Als wichtige Mineralstoffe aus dermatologischer Sicht gelten Natrium, Chlorid, Lithium, Magnesium, Kalzium, Zink und Sulfate. Diese Mineralsalze befinden sich in unterschiedlichem Umfang in Quellsole und sind in gelöster Form ionisiert im Wasser enthalten. Eine kosmetische Pflegeserie umfaßt unter anderem folgende solehaltige Hautpflegemittel: Duschbad, Waschgel, Gesichtsfluid, Reinigungsmilch, Tages-/Nachtcreme, Feuchtigkeitscreme, Spezialaugencreme.

Auch zur Fußpflege und zur Behandlung von Fußbeschwerden ist Solesalz geeignet. Insbesondere bei Neigung zu Fußschweiß und Durchblutungsstörungen in den Beinen ist ein Solefußbad (zum Beispiel Balneo-Fußbad) ein gutes Gegenmittel. Neben Solesalz kann Fußbadesalz auch Wirkstoffe der Roßkastanie und der Eichenrinde enthalten.

Sie können Ihre Haut von Kopf bis Fuß komplett mit quellsolehaltigen Produkten pflegen. Selbst zur Behandlung von Fußbeschwerden ist Quellsole geeignet.

Welche Wirkung hat Zahnsalz?

- Meersalz hemmt das Bakterienwachstum und wirkt antiseptisch. Es regt den Speichelfluß an – eine Voraussetzung für den natürlichen Remineralisierungsprozeß der Zähne. Das Zahnfleisch wird gestrafft, und überschüssiges Wasser sowie schädliche Fremdstoffe werden entzogen. Meersalz befreit die Zähne von Bakterien.

- Andere Mineralsalze wie Kalzium- und Magnesiumsalze wirken remineralisierend auf den Zahnschmelz und verstärken die Reinigungswirkung der Zahnbürste.
- Natriumfluorid (0,22 Gramm pro 100 Gramm Salz) reichert den Zahnschmelz an und schützt vor Karies.
- Schaumbildner lockern die Zahnbeläge und erleichtern die gründliche Ausspülung.

- Kohlensäure durchdringt und lockert die Zahnbeläge. Sie löst die Mineralsalze, damit sie vom Zahnschmelz leichter aufgenommen werden können.
- Extrakt aus Myrrhentinktur sowie Pfefferminzöl, Menthol und Anethol wirken entzündungshemmend und zusammenziehend. Das Zahnfleisch wird straff und widerstandsfähig.

In den letzten Jahrzehnten wurden zunehmend die schon seit Jahrhunderten bekannten Heil- und Pflegewirkungen von Salz durch die Pharmazie- und Kosmetikahersteller wiederentdeckt und in entsprechende Produkte verarbeitet. Die hier beschriebenen Salzkosmetika stellen nur eine kleine Auswahl dar. Wenn Sie Wirkungen des Salzes für die Körperpflege verstärkt nutzen möchten, sollten Sie sich in Ihrer Apotheke oder in größeren, gut sortierten Drogerien über geeignete salzhaltige Produkte beraten lassen.

Heilkräfte des Toten Meeres

Bereits die Römer kannten die Kräfte dieses speziellen Meerwassers, das Verwundeten Heilung brachte. Vermutlich nutzte auch die ägyptische Königin Kleopatra den Schlamm des Toten Meeres zur Pflege ihrer unvergleichlichen Schönheit.

Dieses Meer wird deshalb als »tot« bezeichnet, weil in seinem Wasser kaum tierisches Leben existiert. Das Tote Meer besitzt die größte Mineralkonzentration aller Meere – der Mineralsalzgehalt ist sieben- bis zehnmal beziehungsweise um 29 bis 30 % größer als in anderen Weltmeeren.

Im Gegensatz zu normalem Meerwassersalz enthält Salz aus dem Toten Meer mehr Kalium- und Magnesiumsalze. Bei chronisch-entzündlichen Hauterkrankungen wird medizinisches Salz aus dem Toten Meer mit Erfolg eingesetzt.

Nachweisbare Heileffekte dieses Salzes sind schon bei Salzkonzentrationen von 2 bis 8 % bei zehn- bis 20minütiger Einwirkung zu erwarten. Die Salzaktivität wirkt ablösend auf Schuppen, entzündungshemmend, juckreizstillend, schmerzstillend und hautregenerierend.

Hautpflege mit Salz

Salz aus dem Toten Meer wird aufgrund seiner einzigartigen Mineralstoffzusammensetzung als Inhaltsstoff für Hautpflegepräparate eingesetzt, die für besonders empfindliche Haut und Hauterkrankungen bestimmt sind. Denn Hautzellen benötigen Mineralien und Feuchtigkeit, damit die Funktionen der Haut erhalten bleiben. Und im Unterschied zu den Salzen der Weltmeere enthält Salz aus dem Toten Meer weit mehr Magnesium- und Kaliumsalze als Kochsalz.

Welche Wirkung hat Solesalz für die Füße?

- Die zahlreichen Mineralstoffe des Solesalzes wirken kräftigend und erfrischend sowie hautdurchblutungsfördernd, vor allem im Bereich der feinsten Haargefäße der Haut (Mikrozirkulation).

- Roßkastanienextrakt fördert die gesamte Durchblutung der Füße.
- Eichenrindenextrakt gilt als bewährtes Hausmittel gegen Fußschweiß. Eichenrinde enthält sehr viel Gerbstoff

(Tannin), der zusammenziehende und antientzündliche Effekte besitzt. Auch bei nässenden Hautausschlägen an den Füßen ist Solesalz mit Eichenrindenextrakt empfehlenswert.

Mineralstoffzusammensetzung von 1 kg Salz aus dem Toten Meer

Chlorid	412,70 g	Ammonium	34 mg
Kalium	118,48 g	Sulfit	10 mg
Magnesium	79,96 g	Mangan	4 mg
Natrium	59,73 g	Gelöste Feststoffe	
Bromid	1,95 g	insgesamt	673,81 g
Kalzium	1,23 g		
Sulfat	0,54 g	(Zudem sind Kristallwasser,	
Fluorid	93 mg	Spurenelemente und schiefer-	
Eisen	55 mg	ölhaltige Stoffe enthalten.)	

Die natürlichen Mineralien wirken beruhigend auf die Haut, verhindern die Zellschrumpfung, regen die Zellerneuerung an und erhalten den Feuchtigkeitsmantel der Haut. Haut und Haare sehen jünger und frischer aus, Hautschäden wird vorgebeugt. Um eine vorzeitige Alterung der Haut zu verhindern, empfehlen sich mineralstoffreiche Kosmetika.

Salz aus dem Toten Meer lindert nicht nur Hauterkrankungen, sondern stoppt auch das vorzeitige Altern Ihrer Haut. Gönnen Sie Ihrer strapazierten Haut einen Erholungsurlaub im Salzwasser!

Salz aus dem Toten Meer wird einerseits in seiner ursprünglichen Form für medizinische Bäder verwendet, andererseits dient es als Inhaltsstoff von Kosmetikprodukten.

Das Badesalz aus dem Toten Meer eignet sich vor allem zur Behandlung verschiedener chronischer Hauterkrankungen: Schuppenflechte (Psoriasis), chronische Hautausschläge (Ekzeme) und Hautentzündungen (zum Beispiel atopische Dermatitis beziehungsweise Neurodermitis). Auch bei Gelenkbeschwerden in Zusammenhang mit der Schuppenflechte sind Bäder mit diesem Salz sinnvoll. Diese können von betroffenen Patienten selbst zu Hause durchgeführt werden.

Das Bad mit Salz aus dem Toten Meer ist jedoch keine Alleinbehandlung, sondern eine Zusatztherapie.

Viele Menschen mit problematischer Haut suchen nach Alternativen zu herkömmlichen Kosmetika. Kosmetikprodukte mit Salz aus dem Toten Meer sind als echte Möglichkeit in dieser Richtung zu betrachten.

Heilbehandlung mit Salz

Menschen, die an der Schuppenflechte (Psoriasis) leiden, empfinden ein Bad in salzhaltigem Wasser als Wohltat. Man weiß schon lange, daß ein Kuraufenthalt am Toten Meer mit häufigem Baden im Salzwasser und Sonnenbestrahlung die Psoriasis-Erkrankung sehr günstig beeinflussen kann.
Auch Patienten mit Neurodermitis und mit chronischen Ekzemerkrankungen reagieren günstig auf dieses Salz.
Nicht jeder Betroffene kann sich aber einen längeren Aufenthalt am Toten Meer leisten. Was bleibt?

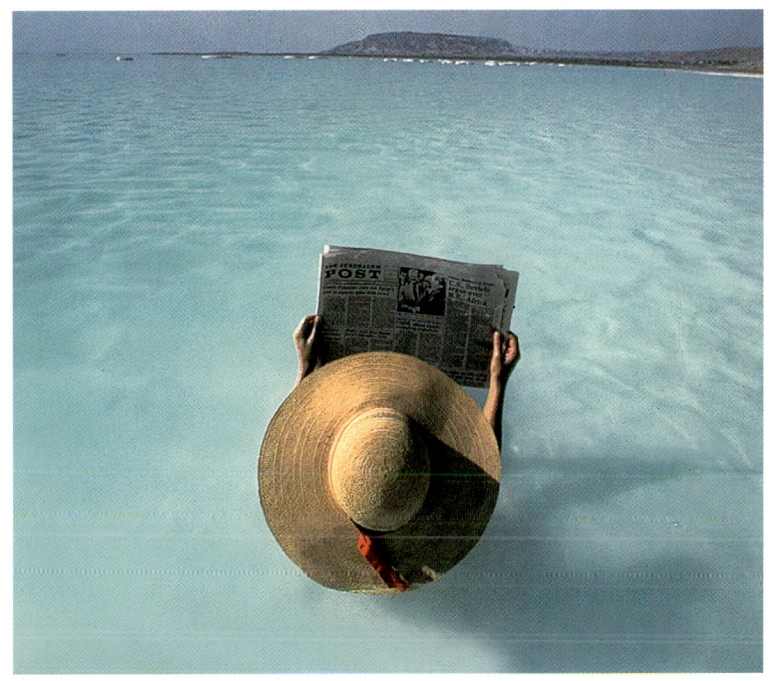

Was Kleopatra damals recht war, ist uns heute billig: Baden im Toten Meer. Durch seinen hohen Salzgehalt hat das Wasser eine heilsame Wirkung bei chronisch-entzündlichen Hauterkrankungen wie Schuppenflechte oder Neurodermitis. Spaß macht diese Badekur aber auch mit gesunder Haut!

Welche Wirkung hat Salz aus dem Toten Meer auf der Haut?

- Magnesium wirkt antiallergisch, ist Kofaktor vieler Enzyme und für eine ungestörte Aktivität der Zellen notwendig.
- Natrium verbessert die Hautdurchblutung und ist für den Energietransport von Nährstoffen der Körperzellen von Bedeutung.
- Kalium reguliert den Wasserhaushalt, verbessert den Stoffwechsel und fördert belebendes Zellwachstum.
- Eisen belebt und regt die Blutbildung an.
- Kalzium gleicht den zellulären Mineralstoffgehalt aus und beruhigt die Haut.
- Chloride verbessern das Mineralstoffgleichgewicht.
- Bromsalze wirken heilend, beruhigend, entspannend und antiseptisch.

**Neurodermitis –
atopische Dermatitis:
Neurodermitis wird meist
familiär weitergegeben
und ist eine stark juckende
Hauterkrankung. Häufig
besteht ein enger Zusammenhang mit allergischen
Erkrankungen (Asthma,
Heuschnupfen u. a.).**

Wie man die Badekur anwendet

Originales Salz aus dem Toten Meer, das in Apotheken erhältlich ist, kann im Rahmen einer Hauskur als Badezusatz zum Einsatz kommen – am besten berät man sich mit seinem Hausarzt oder einem Hautarzt (Dermatologen) über die Durchführung dieser unterstützenden Therapie.

Die Salzkonzentration richtet sich in der Regel nach dem subjektiven Empfinden des Patienten und liegt meist bei 2 bis 8 %. Höhere Salzkonzentrationen werden vor allem von älteren Patienten mit Gelenkbeschwerden oder psoriatischer Arthritis als wohltuend empfunden. Eine 8 %ige Salzlösung erzeugt einen zusätzlichen Auftrieb, so daß der Körper im Wasser fast schwebt – schmerzhafte Bewegungsübungen können dann leichter ausgeführt werden.

Ein Salzbad sollte etwa 15 bis 20 Minuten dauern, anschließend muß man sich abduschen. Nach dem Salzbad kann man direkt eine Bestrahlung mit ultraviolettem Licht durchführen. Die UV-Bestrahlung ist auch während des Bades möglich. Am besten beginnt man jedoch mit der Bestrahlung, wenn die Haut noch tropfnaß ist. Zwischen Bad und Bestrahlung sollten nicht mehr als zwei Stunden vergehen. Mit dem Auftragen rückfettender Salben oder Cremes schließt man die Hautbehandlung ab.

Hochkonzentrierte Salzbäder lockern die Schuppung bei Psoriasis und regen die Flüssigkeitsbewegung in der Haut an. Aus dem Badewasser dringen Mineralstoffe, vor allem Magnesium und Kalzium, aber auch Natrium- und Kalium-Ionen in die Haut ein und aktivieren den Stoffwechsel. Bei Neurodermitis wirkt ein Bad mit Salz aus dem Toten Meer normalisierend und beruhigt die Haut. Zusätzliche schieferölhaltige Bestandteile des Salzes hemmen Entzündungen, stillen den Juckreiz und den Schmerz, regenerieren die Haut und regulieren die Teilungsaktivität der Hautzellen. Denn eine zu hohe Teilungsaktivität führt zur Schuppung. Nach dem Salzbad befinden sich winzige Salzkristalle auf der Haut, die bei einer anschließenden Bestrahlung mit ultraviolettem Licht die Heilwirkung verstärken.
Wissenschaftliche Studien mit Tausenden von Patienten zeigten, daß bei Neurodermitikern, Ekzem-Patienten und Psoriatikern sowohl mit dem Kuraufenthalt am Toten Meer als auch mit einer unterstützenden Badetherapie mit einer 2 %igen Lösung von Salz aus dem Toten Meer in bis zu 90 % der Fälle eine wesentliche Besserung der Krankheitssymptome erzielt wurde.

Was gut ist, darf nicht übertrieben werden

Bei sehr hohen Salzkonzentrationen im Badewasser können Hautreizungen wie Rötung, Brennen und Jucken auftreten. Man sollte auch nicht zu lange bei zu hoher Temperatur baden, da die Haut sonst schnell austrocknet. Patienten mit Herz-Kreislauf-Erkrankungen sollten die Badetherapie nur unter ärztlicher Aufsicht durchführen. Beeinträchtigungen oder Nebenwirkungen bei längerfristiger Anwendung von Salz aus dem Toten Meer sind auch bei Kindern nicht bekannt. Während eines akuten Schubes dieser chronischen Hautkrankheiten ist die Salzbadetherapie nicht zu empfehlen, da sich sonst der Hautzustand verschlechtert.

Ekzeme sind keine einheitliche Gruppe von Hauterkrankungen, sondern umfassen verschiedene Formen von Hautentzündungen mit bestimmten Gemeinsamkeiten (nicht ansteckend, chronisch, Hautepithelschäden, keine Narbenbildung).
Ekzeme entstehen durch das Zusammenwirken äußerer Faktoren und einer inneren Krankheitsbereitschaft.

Salz und Wasser

Solekuren

Salz und Wasser gelten als zwei grundlegende Elemente des Lebens. Beide Stoffe sind sowohl im menschlichen Körper als auch außerhalb überall gegenwärtig.

In Salzwasser oder Solelösungen verbinden sich die beiden Elementarstoffe (Natrium- und Chlorid-Ionen entstehen) und entwickeln heilende Kräfte. Heilwässer können wie die Wasser der Weltmeere gelöstes Natriumchlorid enthalten. In Salinenorten wird mit dem aus dem Erdinneren geförderten Salz in Verbindung mit Wasser die Solelösung hergestellt. Das Salzwasser der Meere oder des Landesinneren ist die Grundlage des schon seit der Frühzeit der Menschheit bekannten Badewesens.

Erst in der Verbindung miteinander können Salz und Wasser ihre heilende Wirkung richtig entfalten. Dies ist die Grundlage für die Beliebtheit vieler Heilbäder wie hier in Bad Sassendorf.

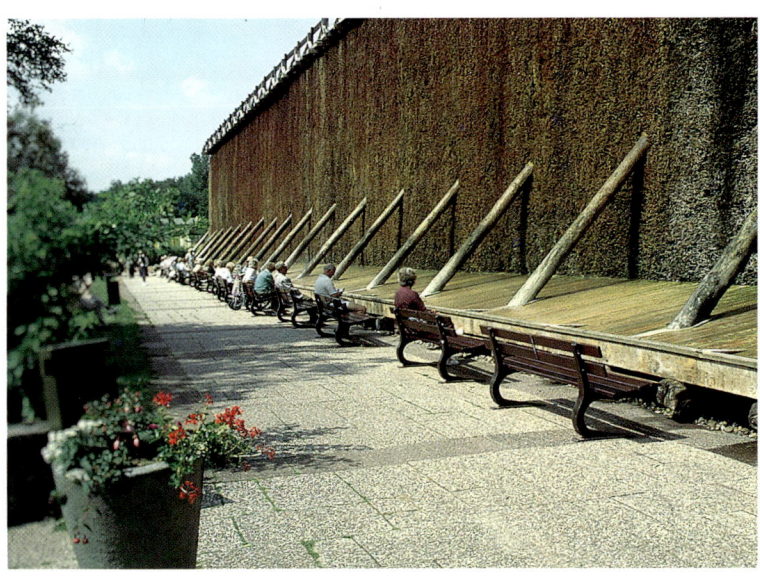

Bereits die Ägypter kannten Wasser als heilendes Element. Die Tradition der Bädermedizin (Balneotherapie) und der Meeresheilkunde (Thalassotherapie) reicht von der Antike über das abendländische Mittelalter mit seinen Badestuben bis in die Neuzeit. Im 19. Jahrhundert gewann das Thema »Wasser in der Medizin« zunehmende Bedeutung, man denke nur an die Kuren des Pfarrers Sebastian Kneipp.

Meerwasser- und Solebäderkuren sind auch in unserer Zeit eine hervorragende Möglichkeit, den Körper widerstandsfähiger zu machen, sich von Krankheiten zu erholen oder Salzwasser in verschiedenen Anwendungen als direktes Heilmittel anzuwenden.

Gerade für den modernen Menschen, der von vielfältigen Zivilisationskrankheiten heimgesucht wird, ist der Kuraufenthalt in einem See- oder Soleheilbad eine gute Möglichkeit, zu mehr Ruhe, Gelassenheit, Entspannung und einer gesunden Lebensführung zurückzufinden. Salzwasser oder Sole kommt in drei Anwendungsformen zum Einsatz: als Bad, als Inhalation und als Trank.

Kuren in Solebädern sind nicht nur für den gestreßten »Workaholic« eine ideale Möglichkeit, Ruhe zu finden, sich zu entspannen und wohl zu fühlen. Solekuren schützen den Körper auch vor Krankheiten oder helfen ihm bei der Genesung.

Im Salzbad kurieren

Salzwasser oder Sole ist ein Medium der Badetherapie. Kochsalzbäder werden aus Solemutterlauge, aus Abraumsalzen von Bergwerken, Trockensubstanzrückständen von Solen und aus synthetischen Mineralstoffen zubereitet.

Erstes Zielorgan der Heilkräfte einer Sole ist die Haut, die vom Wasser vollständig berührt wird. Bäder haben Sofortwirkungen und Langzeitwirkungen bei permanenter Behandlung – dies wird auch als »Reiz-Reaktions-Adaptationstherapie« bezeichnet. Langfristig werden die Körperfunktionen »umgestimmt«: Sie werden widerstandsfähiger, weniger krankheitsanfällig, und Ihr Körper wird abgehärtet. Als mechanische Einflußfaktoren des Solebades gelten der

Da Meereswasser mit einem hohen Salzanteil einen starken Auftrieb gibt, haben Sie beim Baden das Gefühl, im Wasser zu schweben. So können Sie sich richtig entspannen und treiben lassen. Auch die Muskeln und Gelenke kommen dabei zur Ruhe.

Auftrieb und die Zähigkeit oder Dichte des Wassers beziehungsweise der Flüssigkeitsdruck.

Konzentriertes Salzwasser führt zu einem starken Auftrieb, man scheint leicht zu schweben. Im Toten Meer ist dieses Phänomen besonders ausgeprägt. Diese scheinbare Schwerelosigkeit wirkt entspannend auf die Muskeln und Gelenke.

Das Herz jedoch muß beim Baden mehr Arbeit leisten, Puls und Blutdruck verringern sich meistens. Die Durchblutung in den Haargefäßen (Kapillaren) verbessert sich im Solebad deutlich. Auch der Atemwiderstand und die Atemarbeit vermehren sich. Das Bad beeinflußt ebenfalls die Ausschüttung von Hormonen, und die Nieren arbeiten wirkungsvoller (Badediurese).

Insgesamt haben Bäder entspannende, blutdrucksenkende und ausschwemmende Wirkungen.

Während des Badens kann das Salz auch in geringem Umfang in die Haut eindringen: pro Stunde 0,05 bis 0,1 Milligramm Natriumchlorid pro Quadratzentimeter. Dies bekommt der Haut und lindert die Beschwerden bei schmerzhaften Hauterkrankungen.

Drei Formen der Soleanwendung im Rahmen einer Kur

- Das Solebad – bei Hauterkrankungen (Psoriasis, Neurodermitis, Akne), bei Rheuma und Gelenkerkrankungen, zur Rekonvaleszenz nach Operationen, bei Frauenkrankheiten und Kindern mit Infektneigung
- Die Soleinhalation – bei chronischen und spezifischen Erkrankungen der oberen und unteren Luftwege (Bronchitis, Asthma), chronischen Nebenhöhlenerkrankungen und Ohrenerkrankungen
- Die Soletrinkkur – bei Störungen der Verdauungsorgane

Das Bad im Meer – Thalassotherapie

Bereits die Griechen und Römer kannten zahlreiche Anwendungsformen der Therapie mit Meerwasser in der Wanne oder im Meer selbst: Vollbad, Güsse, Umschläge, Schwitzbäder sowie Klistiere. Erwärmtes Meerwasser wurde auch zur Behandlung von Rheuma, Sehnen- und Nervenschmerzen sowie Hautausschlägen angewandt.

Was ist ein Seebad, was ein Heilbad?

Nur in anerkannten Seeheilbädern mit ortsansässigen Badeärzten können ambulante Badekuren nach den Richtlinien der Krankenkassen als Kurkostenträger durchgeführt werden. In Seebädern ist nur ein heilklimatischer Aufenthalt ohne Badekur möglich.

Meerwasser wird im Rahmen der Meeresheilkunde als ein natürliches Heilmittel mit krankheitsheilenden, -lindernden und -verhütenden Eigenschaften eingesetzt.

Die Thalassotherapie (griechisch: thalassa = Meer) nutzt jedoch auch die Klimafaktoren eines längeren Seeaufenthaltes aus: Lufttemperatur, Wind, Sonne, Luftfeuchtigkeit, Luftdruck, natürliche atmosphärische und radioaktive Strahlung sowie luftelektrische und luftchemische Einflüsse, welche die Körperfunktionen umstimmen: Stoffwechselvorgänge und die Blutbeschaffenheit verbessern sich, auch die Wärmeregulation und die Atemtiefe vergrößern sich.

Kalte und warme Seebäder

Es ist heute bekannt, daß die Reize des Klimas und des Meerwassers, das zu Bade-, Inhalations- und Trinkkuren verwendet wird, innerhalb einer vier- bis sechswöchigen Kur die Funktionen des Organismus anregen und die Abwehrkräfte stärken.

Die Behandlung mit Meerwasser hat eine lange Tradition. Bereits die alten Griechen wendeten Meerwasser an als Vollbad, Schwitzbad, Umschlag oder in Form von Güssen.

Mittel einer Seeheilbadekur sind das Luftbad, das Sonnenbad und das Seebad. Es gibt kalte und warme Seebäder. In kaltem Meerwasser ziehen sich die feinen Hautgefäße und die periphere Muskulatur zusammen, und die Wärmeregulation wird aktiviert. Besonders bei kleinen Kindern und Älteren muß darauf geachtet werden, daß keine Unterkühlung eintritt. Warme Seebäder werden in Meerwasserwellen- oder Bewegungsbädern mit Temperaturen von 24 bis 28° C und in Wannen mit Temperaturen von 36 bis 40° C oder im Indifferenzbereich von 32 bis 35° C durchgeführt.

Für Inhalationskuren wird Meerwasser mit einer 1%igen Salzkonzentration verwendet. Je nach Konzentration des Salzes wirken Meerwasserinhalationen sekretionshemmend und durchblutungsfördernd auf die Bronchien. Atemwegsentzündungen beruhigen sich durch ionisiertes Natriumchlorid. Die günstigen Wirkungen des salzigen Meerwassers setzen erst etwa eine halbe Stunde nach der Inhalation ein.

Trinkkuren und Meerwasser

Meerwasser kann auch zu Trinkkuren benutzt werden, wobei man die auch bei salzhaltigen Mineralwässern beschriebenen günstigen Wirkungen im Magen-Darm-Bereich beobachtet. Meeresschlick wird bei Rheuma und bei Frauenkrankheiten therapeutisch eingesetzt, und Meerwasser dient für Wasseranwendungen nach Kneipp.

Bei allergischen Erkrankungen der Atemwege (zum Beispiel Heuschnupfen, Asthma bronchiale) ist nur die Nordsee zur Kur geeignet, da dort meist eine maritime Luftströmung vorherrscht – insbesondere auf den vorgelagerten Inseln. Die Ostseeküste ist allergenreicher wegen der häufig vom Land her wehenden Winde. Allerdings wirken Spaziergänge im Wind positiv auf den Kreislauf.

Auch wenn Sie nur faul am Strand herumliegen, tut das Ihrem Organismus erwiesenermaßen gut: Luftbad und frische Meeresluft haben heilende Kräfte. So können Sie das Angenehme mit dem Nützlichen verbinden.

Wann ist eine Thalassotherapie sinnvoll?

ALLGEMEIN

- Erholungskuren
- Erschöpfungszustände
- Vegetative Dystonie
- Genesungskur nach Erkrankungen und Operationen
- Vorbeugungskuren
- Fettleibigkeit
- Rheuma
- Frauenleiden (z. B. Tumoren)

BEI ATEMWEGSERKRANKUNGEN

- Chronische oder rezidivierende Nasen-Rachen-Katarrhe
- Rhinitis
- Chronische Nebenhöhlenentzündung
- Chronische Mittelohrentzündung (nicht akut)
- Chronische Bronchitis
- Emphysembronchitis
- Asthma bronchiale (nur Nordsee)
- Lungentuberkulose

BEI HERZ-KREISLAUF-ERKRANKUNGEN

- Herzfehler (ärztlich kontrolliert und stabil)
- Hypertonie (ärztlich kontrolliert und stabil)
- Koronare Herzkrankheit (ärztlich kontrolliert und stabil)

- Arteriosklerose im Frühstadium
- Kreislaufstörungen und Hypotonie

BEI HAUTERKRANKUNGEN

- Ekzem-Erkrankungen
- Nesselsucht
- Furunkulose
- Lichen ruber (Knötchenflechte)
- Akne
- Ichthyosis vulgaris (Fischschuppenkrankheit)
- Schuppenflechte
- Prurigo (juckende Dermatosen)

IM KINDESALTER

- Neigung zu Pseudokrupp
- Rezidivierende Bronchitis
- Sinubronchitis
- Rezidivierende Bronchopneumonie
- Mukoviszidose
- Bronchiektasie
- Asthma bronchiale (nur Nordsee)
- Heuschnupfen (nur Nordsee)
- Durchblutungsstörungen
- Migräne
- Unterentwicklung
- Fettleibigkeit
- Appetitstörungen
- Pubertätskropf

Die Kur im Solebad – Balneotherapie

Kochsalz-Soforteffekte:

- Ein »Salzmantel« bleibt auf der Haut zurück.
- Natriumchlorid wird in die Hornhaut eingelagert.
- Die Wasseraufnahme der Haut verringert sich.
- Im warmen Solebad wird mehr Schweiß abgegeben.
- Nach dem Solebad ist die Hauttemperatur höher und die UV-Empfindlichkeit größer.

Kochsalz-Späteffekte:

- Das Blutbild und die körpereigene Kortisonproduktion schwanken periodisch.
- Vegetative Umstimmungsfaktoren finden statt.

Seit 1803 gibt es auch in Deutschland Solebadeanstalten. Die erste errichtete der Arzt Johann Wilhelm Tolberg in Elmen, einem Salinenort bei Magdeburg.

Ein Kuraufenthalt wird heute in den meisten Fällen bei entsprechender Indikation von den Krankenkassen und Sozialleistungsträgern finanziell unterstützt beziehungsweise bezuschußt. Ob eine Kur in einem Solebadeort sinnvoll ist, sollte mit dem behandelnden Arzt und den Krankenkassen gemeinsam geklärt werden.

Salz auf der Haut

Bei einem Bad in kochsalzhaltigem Wasser wird nur sehr wenig Natriumchlorid von der Haut aufgenommen (resorbiert). Jedoch lagern (deponieren) sich in der Hornhautschicht größere Mengen von Kochsalz ab, die dann noch Stunden und Tage später resorbiert werden können.

Natriumchlorid wirkt reizend auf die Hautnerven, fördert die Durchblutung in den Hautkapillaren und wirkt entquellend in der Epidermisschicht der Haut. Die Temperaturregulation stellt sich im Salzbad um, und je nach Konzentration der Sole tritt eine Entzündungshemmung ein.

Die wichtigsten medizinischen Einsatzgebiete von Solebädern

- Psoriasis – Schuppenflechte
- Seborrhoisches Ekzem
- Atopische Dermatitis – Neurodermitis
- Akne

In den letzten Jahren hat sich das Solebad, kombiniert mit einer Bestrahlung mit ultraviolettem Licht (UV-Licht), zu einer sehr wirkungsvollen Therapieform entwickelt: der Sole-Photo-Therapie. Die Salzlösung wirkt auf der Haut entzündungshemmend und entschuppend.
Darüber hinaus verstärken Salzbäder die Akutwirkung von UV-Licht. Wenn die Solekonzentration 3 % beträgt, verkürzt sich die Bestrahlungszeit bei der Sole-Photo-Therapie fast um die Hälfte.

Die Sole-Photo-Therapie ist völlig unschädlich und wird in der Regel in einer entsprechend ausgestatteten klinischen Einrichtung durchgeführt: Der Psoriasis-Patient badet täglich 20 Minuten in gesättigter Salzlösung (12 %). Anschließend folgt noch mit nasser Haut die UV-Bestrahlung. Bei Neurodermitis-Patienten ist die Konzentration des Salzbades geringer.

Salz liegt in der Luft

Natriumchlorid- und Solewässer regen im Atemwegesystem und an der Bronchialschleimhaut die Sekretion von Flüssigkeit an und fördern die Auflösung von zähen Sekreten. Die Behandlung von Erkrankungen der Atemwege – vorzugsweise durch Inhalation salziger Wasserdämpfe – ist deshalb eine der Hauptindikationen von Kurorten mit Solequellen oder Seeheilbädern.

Klassische Anwendungen der medizinischen Soleinhalation sind chronische Erkrankungen der oberen und unteren Atemwege, Asthma, Emphysem und Bronchitis, denn sie entfalten eine heilsame Wirkung. Insbesondere wird der Schleim in den Atemwegen aufgelöst und der Hustenreiz verringert.

Ein großer Gewinn für Patienten mit Schuppenflechte oder Neurodermitis: die Sole-Photo-Therapie. Nach dem Bad im Solewasser wird die noch nasse Haut mit UV-Licht bestrahlt. Dies wirkt entzündungshemmend und entschuppend.

Welche Wirkung entfalten Natriumchlorid- und Solewässer am Bronchialsystem?

- Die Schleimproduktion wird angeregt (Sekretion).
- Zäher Schleim in den Atemwegen wird aufgelöst (Sekretolyse).
- Salzwasser wirkt durch zusätzliche Kalzium- und Bikarbonationen entzündungshemmend.
- Der Hustenreiz wird abgemildert.
- Die Schlagfrequenz der Flimmerhärchen in den Atemwegen ändert sich je nach der Salzkonzentration und dem pH-Wert.
- Berühren Salzwasserdämpfe die Bronchialschleimhaut, ziehen sich die Bronchien zusammen, erweitern sich anschließend aber wieder.

Gradierbauten

Die natürlichsten Formen der Inhalation von Salzwasserdämpfen können in der Brandung der Meeresküsten oder in der Nähe sogenannter Gradierbauten in Salinen- oder Kurorten erzielt werden. Gradierbauten dienen als Hilfsmittel einer Saline zur wirtschaftlichen Salzgewinnung. Bei nur schwachem Sättigungsgrad der Sole – unter 10 % – rieselt die Salzlösung in den Gradierbauten über dicht gepackte Schwarzdornzweige. Auf diese Weise wird der Salzsättigungsgrad erhöht. Durch die Verrieselung der Sole entsteht eine hochgradig salzhaltige Luft, die zu Kurzwecken vor allem bei Atemwegserkrankungen genutzt wird.

Die Inhalationstherapie mit Solelösung zur Behandlung von Atemwegserkrankungen kann aber auch mit einem Dampfinhalator oder einem modernen Inhalationsgerät, einem Ultraschallvernebler, vorgenommen werden.

Die stark salzhaltige Luft an Meeresküsten und in Salinen hat vor allem auf Patienten mit Atemwegserkrankungen eine heilsame Wirkung. Asthma und Bronchitis können so bei entsprechenden Kuraufenthalten langfristig gebessert werden.

Salz im Bauch

Die eigentliche Trinkkur erfolgt mit einer schwachen Sole und wirkt vor allem auf den Stoffwechsel des Verdauungssystems belebend. Außerdem stärkt sie die allgemeine Abwehrkraft des Körpers. Im Magen-Darm-System steigert Salzwasser die Sekretbildung der Verdauungsdrüsen. Kochsalzwässer stärkerer Konzentration regen darüber hinaus die Eigenbewegung des Darmes (Peristaltik) an. Mit einer Soletrinkkur kann langfristig eine gestörte Verdauungsfunktion normalisiert werden. Die Trinkkur mit salzhaltigem Quellwasser stellt keine Gefahr für Bluthochdruckkranke (Hypertoniker) dar, die Trinkkur wirkt im Gegenteil eher blutdrucksenkend.

Die Soletrinkkur ist neben der eigentlichen Badekur in Kurorten mit entsprechenden Quellen immer noch ein obligates Angebot. Die langfristig regulierende Wirkung von Solewässern auf das Verdauungssystem ist wissenschaftlich unbestritten. Mineralwasser hat sich wohl auch deshalb als gesundheitsförderndes Nahrungsmittel durchgesetzt.

Die Soletrinkkur hilft besonders bei Verdauungsstörungen: Das salzhaltige Wasser regt die Produktion von Magensaft und Magensäure an. Außerdem fördert Sole die Darmtätigkeit.

Solekur bei Rheuma

Bei rheumatischen Erkrankungen unterscheidet man zunächst nach entzündlichen und degenerativen Ursachen sowie nach Weichteilrheumatismus und psychischen Schmerzsyndromen – Übergänge und Mischungen der einzelnen Erkrankungen sind möglich.
Die Wärmewirkung der Sole (thermischer Wirkungsanteil)

Welche Wirkung entfalten Kochsalzwässer am Magen-Darm-Kanal?

- Schleim wird im Magen gelöst.
- Die Produktion von Magensaft wird angeregt und ist erhöht.

- Die Säureproduktion des Magens ist beschleunigt.
- Abhängig von der Salzkonzentration wird die Motorik des Magens stimuliert.

- Die Produktion von Verdauungssekreten der Bauchspeicheldrüse erhöht sich.
- Die Gallensekretion wird angeregt.

── Rheumatische Erkrankungen, die mit Sole ── behandelt werden

- Rheumatoide Arthritis (RA) = primär chronische Polyarthritis (cP) außerhalb akuter Schübe

- Degenerative Gelenk- und Wirbelsäulenerkrankungen Spondylarthritis ankylopoetica = Morbus Bechterew, Pierre-Marie-Struempell-Krankheit

- Chronische reaktive Arthritis = Morbus Reiter

- Arthritis psoriatica = Gelenkbeschwerden bei Patienten mit Schuppenflechte

- Weichteilrheumatismus – Sehnenscheidenentzündung, Tendomyosen, Tendomyopathie, Fibromyalgie

- Reflexdystrophische Syndrome – Sudeck-Syndrom, Algodystrophie

führt zur Entspannung der Muskulatur und fördert die Durchblutung. Bei chronisch-degenerativen Veränderungen werden zusätzlich Entzündungen gehemmt. Wärme verbessert die mechanischen Eigenschaften des Muskelgewebes und steigert die Beweglichkeit der Gelenke. Auch das Immunsystem und die körpereigenen Botenstoffe (Hormone) werden positiv beeinflußt.

Im salzigen Wasser erhöht sich auch die Herzleistung, und der Blutdruck sinkt. Gerade auf Patienten mit schwachem Herz wirkt die Solebadtherapie belebend.

Solekur für die Frau

Die Soletherapie im Rahmen eines Kuraufenthaltes wird auch zur gynäkologischen Rehabilitation eingesetzt. Thermalsole wirkt entspannend auf die Muskulatur – auch schmerzstillende und entzündungshemmende Effekte zeigen

Auch nach Unterleibsoperationen kann die Solelösung ihre wohltuende Wirkung entfalten. Das Solebad lindert die Schmerzen, der Genesungsprozeß wird beschleunigt, und Sie fühlen sich wieder gesund, jung und vital.

sich. Der Auftrieb des Salzwassers wird in der Gynäkologie vor allem zum Training des muskulären Beckengürtels und des Beckenbodens zum Beispiel bei Blasenschwäche (Inkontinenz) ausgenutzt.

Solebäder wirken vor allem beruhigend auf das vegetative Nervensystem. Gerade nach Unterleibsoperationen werden warme Solewannenbäder von den betroffenen Frauen als besondere Wohltat empfunden. Im Solebewegungsbad ist eine beinahe schmerzfreie »schwerelose« aktive Bewegung möglich.
Ziele der gynäkologischen Badetherapie sind die Aktivierung der körperlichen Abwehr, Training zur Steigerung der Leistungs- und Widerstandsfähigkeit sowie die Stabilisierung der weiblichen Psyche.

Erschöpfungszustände der Frau, welche mit Funktionsstörungen im Genitalbereich einhergehen, können mit der Solebehandlung wirksam verringert werden. Insbesondere können chronische Störungen der Regelblutung, der Eierstockfunktion sowie Sterilität günstig beeinflußt werden.

Bei welchen gynäkologischen Beschwerden ist eine Behandlung mit Sole sinnvoll?

- Chronische Entzündungen des Genitalbereiches
- Störungen der Eierstockfunktion
- Unfruchtbarkeit (Sterilität)
- Chronische Rückenschmerzen
- Beschwerden der Wechseljahre (Klimakterium)
- Chronische Störungen der Regelblutung (Dysmenorrhoe)
- Psychovegetativer Erschöpfungszustand der Frau mit Funktionsstörungen im Genitalbereich
- Nach gynäkologischen Operationen (z.B. Krebsoperationen) im Rahmen einer Anschlußheilbehandlung oder als gynäkologische Heilmaßnahme
- Nach abgeschlossener Therapie oder Operation einer Krebserkrankung im Genitalbereich oder im Bereich der Brust

Die Solekur zu Hause

Holen Sie sich das Meer ins Haus! Mit Hilfe von normalem Kochsalz oder Salz aus dem Toten Meer, das Sie in Ihrer Apotheke erhalten, können Sie sich je nach Ihren Beschwerden Ihr eigenes Solebad kreieren.

Heute gibt es in fast jeder Wohnung eine Badewanne – eine hygienische Errungenschaft des 20. Jahrhunderts. Dadurch wird ermöglicht, daß man sich sozusagen das Meer ins Haus holen kann, in Form von normalem Kochsalz oder als Salz aus dem Toten Meer.

Da sich nicht jeder Erkrankte einen Solebad-Kuraufenthalt im In- oder Ausland leisten kann, werden Salz- oder Solebäder auch zu Hause oder ambulant in einer entsprechend ausgestatteten Praxis durchgeführt. Bei einer häuslichen Kur fehlen jedoch die wichtigen klimatischen und umstimmenden Faktoren eines mehrwöchigen Kuraufenthaltes – diese Tatsache sollte bei der Beurteilung des Erfolges einer Hauskur nicht vergessen werden.

Die häusliche Solebadkur kommt vor allem bei Hautkrankheiten (zum Beispiel Schuppenflechte, Neurodermitis) und rheumatischen Erkrankungen als unterstützende Therapie in Frage. Eine Badekur zu Hause sollte auf jeden Fall in Abstimmung mit einer hausärztlichen oder dermatologischen Beratung erfolgen.

Häusliche Solekuren

ANWENDUNGS-GEBIET	SALZMENGE	WASSER-TEMPERATUR	DAUER	HÄUFIGKEIT
Hautkrankheiten	3-30 Gramm pro Liter Badewasser	37° C	10–20 Minuten	2–3mal pro Woche, 3 Wochen lang
Rheuma	min. 20 Gramm pro Liter Badewasser	37° C	10–20 Minuten	2–3mal pro Woche, 3 Wochen lang

Bemerkung: Nach dem Bad sollte man sich abduschen und die Haut mit Cremes nachfetten.

Mineralsalze des Lebens

Biochemisches Heilsystem

Seit mehr als 100 Jahren existiert eine besondere Form der Therapie von Erkrankungen auf der Grundlage von Salzen: das biochemische Heilsystem, vom Arzt Wilhelm Heinrich Schüßler (1821–1898) aus Oldenburg entwickelt.
Dieses Heilsystem verwendet Mittel, die der Naturheilkunde zuzurechnen sind. Sie ersetzen jedoch nicht die gezielte Arzneimitteltherapie eines Arztes, sondern wirken vielmehr auf die natürlichen Funktionen des menschlichen Körpers und erhöhen die Widerstands- und Selbstheilungskräfte.

Schüßler-Salze

Schüßler ging von zwölf lebenswichtigen mineralischen Salzen aus, die nach der biochemischen Theorie ausschlaggebend sind für die Gesundheit des Menschen beziehungsweise für den Gleichklang der Mineralstoffe im Körper. Dieses Heilsystem kann sowohl vom Arzt als auch von einem medizinischen Laien angewendet werden, um Krankheiten und Beschwerden zu behandeln. Darüber hinaus sind Schüßler-Mittel äußerst gut verträglich und sehr preisgünstig. Nebenwirkungen der Schüßler-Salze sind nicht bekannt.
Das Heilsystem Schüßlers fand wegen seiner Einfachheit und der geringen Kosten insbesondere unter medizinischen Laien große Verbreitung. Neben der Homöopathie und der indischen Naturmedizin (Ayurveda) ist es heute in Indien

Vor mehr als 100 Jahren entwickelte der Arzt Wilhelm Heinrich Schüßler sein biochemisches Heilsystem aus zwölf lebenswichtigen mineralischen Salzen.
Da es auch vom medizinischen Laien problemlos angewendet werden kann, erfreut es sich großer Beliebtheit.

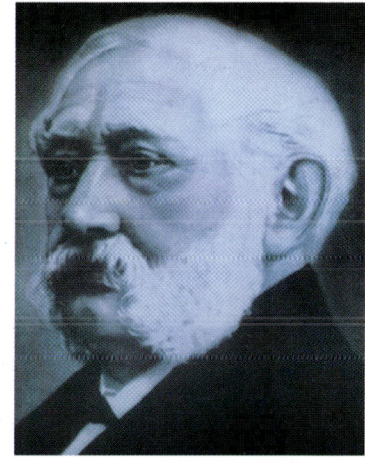

wesentlicher Bestandteil der medizinischen Versorgung des Landes.

Die zwölf Mineralsalze werden nicht in ihrer Reinform, sondern in homöopathischer Verdünnung eingesetzt. In einer solch hohen Verdünnung entfalten die auf die speziellen Eigenarten des Patienten (Konstitution) bezogenen Mineralsalze umstimmende Heilwirkungen, das heißt, der Organismus wird zu Reaktionen und Stoffwechseltätigkeit aktiviert.

Gesundheit im Gleichgewicht

Der menschliche Körper besteht hauptsächlich aus zwei Stoffen: aus organischen (zum Beispiel Eiweiß, Fett, Zucker) und anorganischen (meist in Wasser gelöste Mineralsalze). Das Heilsystem Schüßlers ist eine aus der Erfahrung am kranken Menschen gewonnene Behandlungsform. Die Vorstellungen von der Heilwirkung der Mineralsalze beruhen nach Schüßler auf zwei Voraussetzungen:

- Bei jeder Krankheit ist die Funktion einzelner Zellen gestört.
- Jeder Verlust von anorganischen Mineralsalzen innerhalb der Zelle kann eine Krankheit hervorrufen.

Gesundheit wird demnach als Gleichgewichtszustand der einzelnen Mineralsalze definiert, Krankheiten entstehen durch das Ungleichgewicht dieser Mineralsalze.

Der Ausgleich fehlender Mineralsalze wird in homöopathischer Verdünnung herbeigeführt. Dabei nimmt man an, daß diese kleinsten Salzmengen den Körper selbst zum Ausgleich anregen beziehungsweise den Körper langfristig auf ein neues Mineralsalzgleichgewicht umstimmen. Eine gesunde und ausgewogene Ernährung beinhaltet immer auch eine genügende Zufuhr von Spurenelementen. Werden dem Körper langfristig Mineralien vorenthalten, ist seine Gesundheit ernsthaft gefährdet.

Mineralsalze:
Nr. 1 Kalziumfluorid (Flußspat)
Nr. 2 Kalziumphosphat
Nr. 3 Eisenphosphat
Nr. 4 Kaliumchlorid
Nr. 5 Kaliumphosphat
Nr. 6 Kaliumsulfat
Nr. 7 Magnesiumphosphat
Nr. 8 Kochsalz (Natriumchlorid)
Nr. 9 Natriumphosphat
Nr. 10 Natriumsulfat
Nr. 11 Kieselsäure (Silicea)
Nr. 12 Kalziumsulfat (Gips)

Heilende Mineralsalze

Eine vollständige Heilung durch Schüßler-Salze ist nicht immer möglich. Sogenannte umkehrbare Erkrankungen, die auf ein gestörtes Gleichgewicht der Mineralsalze zurückgehen, weisen meist eine sehr hohe Heilungsquote auf. Bei anderen schweren Erkrankungen wie zum Beispiel Krebs, multipler Sklerose oder arthritischen Gelenkerkrankungen kann fast immer eine Linderung der Beschwerden erreicht werden.

Die Schüßler-Funktionsmittel stehen heute hauptsächlich in sechsfacher (D6) und zwölffacher (D12) homöopathischer Verdünnung (Potenzierung) rezeptfrei zur Verfügung – und zwar als Tabletten zur innerlichen und als Salben zur äußerlichen Anwendung (in der Apotheke).

Schüßler-Salztabletten werden nie geschluckt, sondern man läßt sie langsam im Mund zergehen. Ihre Einnahme erfolgt einige Zeit vor dem Essen. Während der Behandlung sind Süßigkeiten, Alkohol und Zigaretten zu meiden.

Die Schüßler-Mineralsalze erhalten Sie rezeptfrei in Ihrer Apotheke in Form von Tabletten und Salben. Fragen Sie Ihren Apotheker, wenn Sie mit der homöopathischen Verdünnung Schwierigkeiten haben.

— Potenzierung: Herstellung der Schüßler-Salze in homöopathischer Verdünnung

- **Natrium chloratum D1:** Einem Teil Kochsalz (Natrium chloratum) werden neun Teile Milchzucker zugesetzt, und alles wird längere Zeit in einem Mörser verrieben. Man erhält dann die erste homöopathische Verdünnung oder die 1. Dezimalpotenz von Natrium chloratum.

- **Natrium chloratum D2:** Verreibt man einen Teil der ersten Verdünnung wiederum mit neun Teilen Milchzucker, erhält man die 2. Dezimalpotenz von Natrium chloratum.

Auf gleiche Weise werden die bei Schüßler-Mitteln üblichen Potenzen D6 und D12 hergestellt. Die homöopathisch verarbeiteten Salze liegen als Tabletten und Salben vor.

Wie findet man das richtige Schüßler-Mineralsalz für sich?

- Durch Beobachtung und Erkennen der eigenen Konstitution:

  Aussehen (Gestalt, Hautfarbe, Haltung, Leistungsfähigkeit)
  Verhalten (Gefühle, frühere Erkrankungen, Lebensgewohnheiten)
  Absonderungen (Schweiß, Verdauung, Menstruation, Haut)
  Anfälligkeiten und Überempfindlichkeiten (Nahrungsvorlieben, Kälteempfindlichkeit)

- Durch die Beratung eines naturheilkundlich orientierten Arztes

- Durch die Beratung in einem der zahlreichen biochemischen Vereine

Eine Tablette wird meist als Einzeldosis genommen, die regelmäßige Einnahme erhöht den Behandlungserfolg. In der Regel kommt man entsprechend dem Konstitutionstyp mit einem Mineralsalz aus. Häufig ergänzen sich jedoch zwei Mittel gut, die dann abwechselnd, aber niemals gleichzeitig genommen werden. Viele Mittel zu mischen ist nicht sinnvoll, da der Sinn der Biochemie Schüßlers gerade die gezielte Ergänzung eines Mineralsalzes beziehungsweise der gezielte Heilreiz ist.

Beachten Sie bitte: Jede Form der Selbsttherapie kann gefährlich werden. Bitte holen Sie sich vor Behandlungsbeginn den Rat Ihres Apothekers oder Arztes.

Im folgenden sollen die Eigenschaften und Kennzeichen der einzelnen Schüßler-Mineralsalze kurz vorgestellt werden. Wer jedoch dieses Heilsystem näher kennenlernen und auch anwenden möchte, dem seien weiterführende Literatur, naturheilkundlich orientierte Ärzte, biochemische Vereine oder die Deutsche Homöopathie-Union als Informationsquellen empfohlen.

Es muß noch einmal darauf hingewiesen werden: Die Behandlung mit Schüßler-Mineralsalzen ist in jedem Fall unterstützende Therapie! Jede Form der Selbstbehandlung bei den angegebenen Krankheitsbildern kann gefährlich sein! Man sollte sich immer zuvor mit seinem behandelnden Arzt beraten.

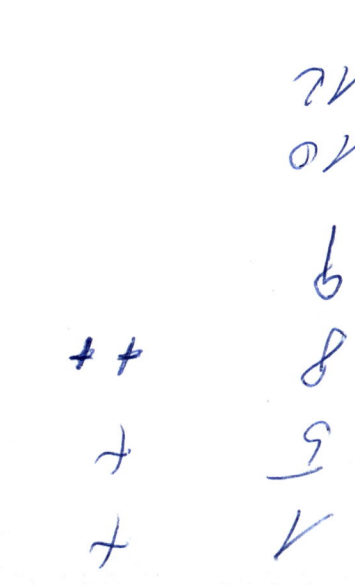

Nr. 1 – Kalzium fluoratum

Kalziumfluorid (Flußspat) findet sich in den Knochen, den Zähnen sowie in Oberhautzellen. Dieses Salz eignet sich vor allem zur Behandlung langwieriger chronischer Leiden der Knochenhaut, des Zahnschmelzes und elastischer Gewebe.

Nr. 2 – Kalzium phosphoricum

Kalziumphosphat gilt als Heilmittel bei Blutarmut (Anämie) und dient zur Förderung der Genesung nach akuten Erkrankungen. Bei mageren und schwächlichen Kindern wird die Entwicklung gefördert, ihre Konstitution verbessert sich, und sie werden kräftiger.

Entsprechend dem Konstitutionstyp wird ein Schüßler-Salz für die Behandlung ausgewählt.

Nr. 3 – Ferrum phosphoricum

Eisenphosphat läßt sich bei allen Entzündungen im ersten akuten Stadium (Wärme, Rötung, Schmerz) einsetzen und unterstützt die Therapie fieberhafter Erkrankungen. Geeignet bei Erkältungen aller Art, wirkt Eisenphosphat verblüffend schnell, und es unterstützt die körpereigene Abwehr.

Nr. 4 – Kalium chloratum

Kaliumchlorid eignet sich zur Behandlung von Entzündungen und Erkältungskrankheiten, deren Symptome günstig beeinflußt werden können.

Nr. 5 – Kalium phosphoricum

Kaliumphosphat ist ein geeignetes Mittel bei Entzündungen, Nerven- und Herzbeschwerden. Das Salz beeinflußt das zentrale und das vegetative Nervensystem.

Nr. 6 – Kalium sulfuricum

Kaliumsulfat ist bei allen Krankheiten bewährt, die »nicht richtig herauskommen«, wie bei Hauterscheinungen der Kinderkrankheiten und bei Haut- und Schleimhautentzündungen.

Eine Behandlung mit Schüßler-Mineralsalzen kann nur eine unterstützende Therapie darstellen. Beraten Sie sich mit Ihrem behandelnden Arzt.

Nr. 7 – Magnesium phosphoricum

Magnesiumphosphat beruhigt Schmerzen und krampfartige Beschwerden in allen inneren Organen, ebenso Koliken und krampfartige Gefäßverengungen.

Nr. 8 – Natrium muriaticum

Natriumchlorid (Kochsalz) ist eines der wichtigsten Mineralsalze des biochemischen Heilsystems nach Schüßler. Bei folgenden Symptomen kann Natriumchlorid sinnvoll sein: Zerstreutheit, Müdigkeit, Traurigkeit, Haarausfall, Kopfschmerz, Trockenheit der Augen, leichtes Augentränen und Bläschenausschlag (Herpes), Fließschnupfen, trockener Husten.

Nr. 9 – Natrium phosphoricum

Natriumphosphat eignet sich zur Behandlung von allgemeinem Säureüberschuß wie bei Aufstoßen, Sodbrennen oder Erbrechen.

Nr. 10 – Natrium sulfuricum

Natriumsulfat wird auch eingesetzt bei starken Blähungen, plötzlichem Durchfall abwechselnd mit Verstopfung, Galleerbrechen und Koliken, Schmerzen in der Brust und Neigung zu warzenähnlichen Hautknötchen.

Nr. 11 – Silicea

Kieselsäure ist vor allem für Menschen geeignet, die durch Veranlagung unterernährt und schwach sind. Dies betrifft Krankheiten, die mit einer allgemeinen Verschlechterung der Abwehrlage verlaufen.

Nr. 12 – Kalzium sulfuricum

Kalziumsulfat eignet sich zur Therapie bei Rheumatismus und bei Gicht, bei Eiterungsprozessen an offenen Wunden sowie bei Husten mit lockerem Schleim. Es steigert die Blutgerinnung und regt den inneren Stoffwechsel an.

Über den Autor

Dr. med. Eberhard Wormer, geboren 1951, studierte Germanistik, Geschichte, Sozialwissenschaften und Medizin. Nach dem medizinischen Staatsexamen und der Promotion arbeitete er zunächst als praktizierender Arzt und freier Mitarbeiter in medizinischen Verlagen. Heute arbeitet er ausschließlich als Wissenschaftsjournalist und Autor.

Literatur

Festner, Sibylle: Niere, Salz und Wasserhaushalt. Nusser Verlag. München 1990

Köster-Lösche, Dr. Kari: Fit gegen Viren und Bakterien. Südwest Verlag. München 1995

Peschek-Böhmer, Dr. Flora: Natürlich heilen mit Wasser. Südwest Verlag. München 1995

Schleiden, Matthias J.: Das Salz. Seine Geschichte, seine Symbolik und seine Bedeutung im Menschenleben. VCH Verlagsgesellschaft. Weinheim 1983

Wellmann, Jutta/Wormer, Dr. Eberhard: Hormone - Luststoffe des Körpers. Südwest Verlag. München 1994

Wormer, Dr. Eberhard: Syndrome der Kardiologie und ihre Schöpfer. Medikon Verlag. München 1989

Hinweis

Das vorliegende Buch ist sorgfältig erarbeitet worden. Dennoch erfolgen alle Angaben ohne Gewähr. Weder Autoren noch Verlag können für eventuelle Nachteile oder Schäden, die aus den im Buch gemachten praktischen Hinweisen resultieren, eine Haftung übernehmen.

Bildnachweis

Archiv für Kunst und Geschichte: 5, 18; Das Fotoarchiv: 8 (Carl Purcell), 16, 42, 73 (Richard Nowitz); IFA-Bilderteam: 35 (Diaf), 39 (UPA), 76 (F. Fiedler); Alfred Pasieka: 46, U4, Tony Stone: Titelbild (U1) (Andre Perlstein), 1 (Hugh Sitton), 26 (David Hanover), 27 (James Jackson), 31 (Peter Correz), 53 (Robert Bullivant), 61, 68 (Ken Scott); Dr. Eberhard Wormer: 19, 23, 64, 89

Impressum

© 1995 by Südwest Verlag GmbH & Co. KG, München
Alle Rechte vorbehalten

Lektorat:
Daniela Maag/Dr. Jörg Theilacker
Medizinische Fachberatung:
Dr. med. Christiane Lentz
Redaktionsleitung:
Josef K. Pöllath
Bildredaktion:
Gabriele Duschl
Produktion:
Manfred Metzger
Umschlag und Layout:
Christine Paxmann, München
DTP/Satz:
BuchHaus Gigler GmbH, München
Druck:
Color-Offset, München
Bindung:
R. Oldenbourg, München
Printed in Germany

Gedruckt auf chlor- und säurefreiem Papier
ISBN 3-517-01597-0

Register

Anion 11
Antihypertensiva 40f.
Asthma bronchiale 79
Auftausalz 29
Avicenna 21
Ayurveda 88
Bädermedizin (Balneotherapie) 76, 81
Blutdruckmeßwerte 39
Bluthochdruck (Hypertonie) 27, 35, 37ff., 61
Chlorid 11
Diabetes mellitus 65
Dialyse, peritoneale (Blutwäsche) 16
Diätsalz 10
Dosis, tödliche an Kochsalz 15
Dreck-Apotheke 22f., 66
Durchfall 25f.
Elektrolyte 25
Fluorid 9
Flüssigkeitsverlust 60
Fußpflege 69
Galen von Pergamon 20
Gene 38
Gewerbesalz 29
Gewürze 34
Gewürzsalz 10
Gicht 65
Gradierbauten 83
Gynäkologische Rehabilitation 85f.
Haushaltsmaße für Salzmengen 33
Haustrinkkur 62
Hauterkrankungen, chronisch-entzündliche 8
Hautpflege 66, 71
Heilsystem, biochemisches 88ff.
Heilwasser 54
Heuschnupfen 79
Homöopathie 88
Hyperchlorämie 15
Hypernatriämie 15
Industriesalz 29
Inkontinenz 86
Intersalt-Studie 29

Jod 28
Jod-Fluor-Salz 9
Jodgehalt in der Ernährung 48
Jodid 7
Jodmangel 43, 50f.
Jodprophylaxe 44
Jodsalz 9, 43, 50
Kaliumsalze 6
Karies 9
Kalziumsalze 6f.
Kation 11
Kochsalz 6
Kochsalz, jodiertes 49
Kochsalzvergiftung 16
Koma 12
Konservierung mit Salz 30
Kropf 9, 28, 45, 47
Küche, salzarme 33ff.
Lebensmittel, natriumbeschränkte 36
Magermilch 15
Magnesiumsalze 6f.
Maimonides 21
Meeresheilkunde (Thalassotherapie) 76, 78ff.
Meersalz 7, 18
Meerwasser 14
Mengenelemente 56
Mineraldrinks 60
Mineralsalze 52
Mineralsalze, heilende nach Schüßler 90ff.
Mineralwasser 52ff., 58ff.
Natrium 11
Natriumchlorid (NaCl) 6, 11
Natriumchlorid-Heilwasser 62ff.
Natriumsalze 6
Neurodermitis 70, 72, 74
Nordsee 79
Ödeme 35
Osmose 11
Ostersalz (Sal sacerdotale) 24
Paracelsus 21f.
Paulini, Kristian Frantz 22
Pökeln → Konservierung mit Salz
Quellsole 68f.
Quellwasser 55

Rehydratationslösungen, orale (ORS) 25
Rheuma 84f.
Salz, verstecktes 29f.
Salzapotheke 18ff.
Salzbad 76f.
Salzempfindlichkeit 40
Salzgewinnung 7
Salzhunger 17
Salzinfusion 24f.
Salzmangel 12f.
Salzmedizin (Ägypter, Griechen, Römer, Mittelalter) 20ff.
Salzüberschuß 14
Schilddrüse 28, 46
Schilddrüsenkrebs 47
Schilddrüsenüberfunktion (Hyperthyreose) 47
Schilddrüsenunterfunktion (Hypothyreose) 46
Schule von Salerno 21
Schuppenflechte (Psoriasis) 70, 72f.
Schüßler, Wilhelm Heinrich 88
Schüßler-Salze 88ff.
Schweiß 10, 12
Seebäder 78
Siede/Salinensalz 9
Sole-Photo-Therapie 82
Soleinhalation, medizinische 82
Solekuren 75ff., 87
Speisemeersalz 7
Speisesalz 29
Spurenelemente 56
Steinsalz 8, 18
Tafelwasser 55
Tagesdosis Salz 28f.
Totes Meer 8, 70ff.
Tränen 10
Trinkkuren 79
Urin 14
Ursprung des Salzes 7
Viersäfte/Qualitätenlehre (Humoralpathologie) 20
Volksmedizin 22ff.
Wasser als Lebenselixier 10
Zahnsalz 66ff.